看图学急救

翟文慧　徐　萃　张金萍　主编

U0200045

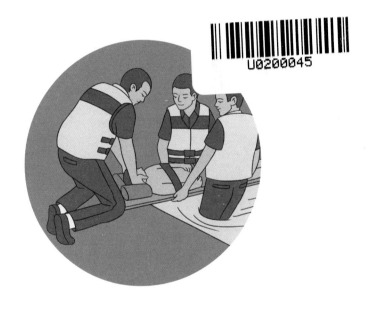

现场急救的相关知识　心肺复苏　日常内科急症的救护　日常创伤急救

自然环境相关急症的救护　常规战伤救护　群体伤现场急救

急救包设置　其他急性疾病的预防

学苑出版社

图书在版编目（CIP）数据

看图学急救 / 翟文慧，徐萃，张金萍主编 . — 北京：
学苑出版社，2023.4

ISBN 978-7-5077-6606-6

Ⅰ.①看… Ⅱ.①翟…②徐…③张… Ⅲ.①急救—
图解 Ⅳ.① R459.7-64

中国国家版本馆 CIP 数据核字 (2023) 第 039985 号

出 版 人：洪文雄
责任编辑：黄小龙
出版发行：学苑出版社
社　　址：北京市丰台区南方庄 2 号院 1 号楼
邮政编码：100079
网　　址：www.book001.com
电子邮箱：xueyuanpress@163.com
联系电话：010-67601101（营销部）、010-67603091（总编室）
印 刷 厂：北京旺都印务有限公司
开本尺寸：880mm×1230mm　1/32
印　　张：5.5
字　　数：125 千字（图 185 幅）
版　　次：2023 年 4 月第 1 版
印　　次：2023 年 4 月第 1 次印刷
定　　价：78.00 元

编委会

主　　编　翟文慧　徐　萃　张金萍

副主编　陶　莉　王　伟　刘志鹏　高岱峰

编　　委（按姓氏笔画顺序排列）

王　宁　王　丽　王　彤　王俊康

王韶辉　牛二龙　叶　妍　冯　聪

李　云　李晓刚　张　宁　张　莹

祝丙华　秦洪真　董　翼　路晶凯

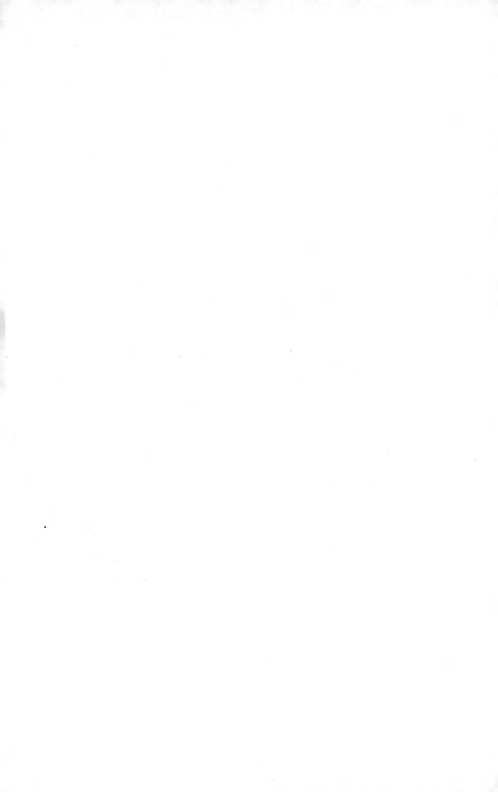

前　言

当前，随着社会的进步，人们的健康意识明显提高。但各种急危重症、意外伤害、突发事件和灾难时有发生，严重威胁着人们的生命和健康。意外伤害已成为危害人类健康的全球性公共卫生问题。近年来，因突发心脏骤停（猝死）、异物窒息、意外淹溺等得不到及时救助而导致的悲剧时常发生。有些悲剧本可避免，但往往由于身边的人不知如何正确应对，或采取了错误的急救措施，延误了最佳时机，造成遗憾。国家卫健委发布的《健康中国行动（2019—2030 年）》提出，要把急救知识纳入中小学生考试内容，在全社会范围内推行急救技能的学习，弘扬"人人学急救，急救为人人"的社会文明风尚。

本书结合各类常见急症，总结大量资料，编写了内科、外科、自然环境相关、战伤及群体伤等方面多项现场急救相关知识。既包含日常生活常见急症，为广大人民群众提供学习依据；也包含战伤及群体伤救治，为军队、消防等特殊人群提供专业救护指导。各项技能均配有详细的插图和说明，为读者提供更加直观的感受，便于理解，加深印象，利于知识的快速掌握和吸收。

本书作者均为临床一线急诊专业的医务人员，具有丰富的急救经验，多年来致力于公益事业，先后为数万非专业人员进行急救技能培训，积累了丰富的培训教学经验。作者毫无保留地把这些经验集成在了本书中。

虽然本书提供了很多急救常识和处置方法，但仍需特别注意的是，书中介绍的急救方法不能代替专业医疗救治，其仅限于医院外紧急情况的急救。当周边出现需要紧急救治的情况，在给予及时、准确的现场处理的同时，必须尽早寻求专业的医疗救治。

本书力求全面、准确地把握急救的全部内容，但不可避免地存在错漏的情况，敬请读者理解与指正。

编委会

2022 年 12 月

目　录

1

第一章
现场急救的相关知识

一、急救的基本理念

（一）现场急救的定义

急救是指在医务人员到达现场之前，第一现场目击者为伤病员提供的即时救治；

任何人在任何情况下都可能实施急救，所有人都应该具备急救基本技能；

急救有可能帮助伤病者更彻底、更快速地康复，在严重急症发生时，急救与否可能意味着生死之差；

有些人必须在工作中为他人实施急救，例如，执法人员、消防员、乘务员、警卫和公园巡护员都有义务在工作期间提供急救帮助，这也属于他们工作中的一部分。

（二）现场急救的目的

院前急救通常没有足够的时间来进行鉴别诊断，尤其是非专业人员，也没有相应的医学知识对其进行判断。现场急救的主要目的是在创伤、疾病发生后的最短时间内实施救护，以达到抢救生命、降低伤害程度的目的。

维持生命，即维持基本生命体征——气道（airway）、呼吸（breathing）和血液循环（circulation），这是所有急救的绝对首要目标；

防止伤势、病情恶化；

安抚受伤的心灵，减轻伤病员的痛苦。

（三）第一现场目击者

第一现场目击者是指在现场为突发伤害、危重病人提供紧急救护的人，包括现场伤病员身边的人（亲属、同事、紧急医疗救护人员、警察、消防员、保安人员、公共场合服务人员等），参加过急救课程培训并考核通过，可以在事发现场利用所学的救护知识、技能救助病人。

第一现场目击者应该怎么做

确保现场对自己和伤病员都是安全的；

评估伤病员的意识与反应；

识别当前发生的急症并进行相应处置；

请求帮助，拨打急救电话120；

提供急救措施，直到医务人员接手。

二、现场急救的步骤

（一）评估现场是否安全

这是首要步骤，任何急救前都要评估事态的严重程度，并警惕任何潜在的危险，使自己和同伴远离危险。急救的同时仍要继续评估现场，确认现场环境是否安全，发现可能存在的危险因素（中毒、电击、地震、车祸、高空坠物等）。

（二）评估意识与反应

有反应：是指轻拍双肩询问，伤病员可以挪动身体、说话、眨眼或者以其他方式回应。

无反应：是指身体不动、不说话、不眨眼，也不以其他方式回应。

濒死叹息样喘息：是指经常发生在心脏骤停的最初几分钟，表现为下颌部肌肉收缩，类似喘气。

（三）呼救并拨打电话

如果伤病员没有任何反应则应大声呼救，求助于其他路人。请人帮忙或者自己拨打电话，并讲清楚以下内容：

您的姓名、位置和电话号码；

发生了什么意外，有多长时间了；

共有多少伤病员，他们的性别和年龄；

伤病员是否有意识和呼吸，及您所能取得的所有信息，包括您是否已经进行急救以及采取的措施；

报告所有危险处境，如路面上有冰或危险品；

不要挂断电话，除非急救中心让您这么做。

（四）救护原则

院前自救互救的基本原则是先救命、后治病。在现场，迅速而果断地评估首先要处理的重伤病员，同时迅速按照流程对伤病员进行初步评估，并处理直接威胁伤病员生命的伤情或症状，必须遵守以下 4 条原则：

先排险后救护： 是指防止继续损伤或再损伤，确保现场人员安全。

先重伤后轻伤： 是指遇有危重和较轻的伤病员时，应优先抢救危重者，后抢救较轻的伤病员。如果有大批伤病员出现时，在有限的时间、人力、物力情况下，在遵循"先重后轻"原则的同时，重点抢救有可能存活的伤病员。

先救治后运送： 是指在接到呼救后立即赶赴现场，先进行现场的紧急救治，待病情许可时再转运，否则易出现转运途中病情加重或死亡。

急救与呼救并重： 是指在现场抢救伤病员时，应分工合作，急救与呼救同时进行，以尽快争取到急救外援。

（五）施救的同时保护自己

避免接触血液和体液；

正确脱手套后，丢弃到黄色医疗垃圾袋里；

肥皂水洗手 20 秒，如果有血液、体液接触皮肤、口、鼻、眼，要用大量清水冲洗，即使戴了手套也要洗手；没有水的时候，用免洗液揉搓风干。

三、移动伤病员注意事项

如果没有受过专业培训，"不要移动伤病员，直到医护人员到达"是急救的"黄金法则"，除非他们身处险境或是需要立即进行心肺复苏，或者处于昏迷状态（为了避免呕吐引起窒息而需要改变体位）。因为由事故或跌落造成的脊椎损伤，特别是颈椎损伤，会因为伤病员的体位改变而加重伤情。如果不得已要搬动伤病员，一定要小心保护伤病员的颈椎。搬运方法有多种，可因地、因时、因人而异。最常用的方法有担架搬运法、徒手搬运法等（具体详见第六章）。对颈、腰椎骨折伤病员必须三人以上同时搬运，托住头颈、胸腰、臀部腿脚，切忌一人抬肩一人搬腿的双人搬运法。

参考文献

[1] 纳特比姆.院前急救医学 ABC[M].上海：上海科学技术出版社，2016.

[2] 涂汉军，刘菊英，肖敏.实用院前急救手册 [M].北京：人民卫生出版社，2013.

[3] 李梦涵，李恒，付航，等.国外院前公众急救模式对比及借鉴 [J].重庆医学，2021，50（4）：704-707.

第二章
心肺复苏

一、基础知识

心肺复苏术简称 CPR（cardiac pulmonary resuscitation），是针对心脏和呼吸骤停的伤病员采取的现场急救技术，目的是恢复伤病员自主呼吸和自主循环。

心搏骤停（cardiac arrest，简写 CA）是指伤病员心脏有效泵血功能突然丧失，导致血液循环停止，全身各个脏器的血液供应完全中断。

适应证与禁忌证

适应证：各种原因导致的呼吸和（或）心搏骤停；

绝对禁忌证：无；

相对禁忌证：胸部开放性损伤、胸骨骨折、胸廓畸形、主动脉夹层破裂、心包填塞等。

二、徒手心肺复苏

（一）判断现场环境

施救者可以通过实地感受现场气氛、温度，用眼睛观察有无危险因素，用耳朵听有无枪弹声、爆炸声，用鼻子闻有无易挥发易燃物质、有无刺激性气体等方法来判断现场环境是否安全。

周围环境中的危险因素

有潜在实施暴力行为倾向的装作旁观者的危险人员；

脱落或裸露的电线；

汽油、酒精等易燃物的泄露；

大火或浓烟；

可能存在危险的有毒、有害物品；

周围车辆交通情况等。

若现场环境安全，可立即施救；若不安全，应移除危险因素或将伤病员转移至安全环境后，再行施救。

（二）判断伤情

1. 判断意识

轻拍伤病员双肩，同时凑近耳边，分别对其双耳大声呼喊，然后观察伤病员反应（如睁眼、语言、动作等）。

若伤病员有意识，进一步询问伤病员情况并协助其就医；若伤病员无意识，应立即寻求周围人员的帮助并拨打急救电话 120。

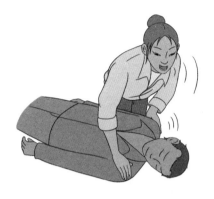

轻拍伤病员双肩，同时凑近耳边，分别对其双耳大声呼喊

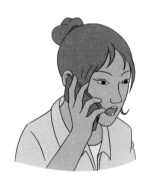

拨打急救电话 120

2. 判断呼吸

可通过"一看、二听、三感觉"的方法进行判断。

"一看"：看胸部有无起伏；

"二听"：耳朵贴近伤病员口鼻，听有无呼吸音；

"三感觉"：面部贴近伤病员口鼻，感觉有无气体呼出。

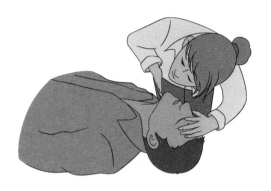

耳朵贴近伤病员口鼻，听有无呼吸音

3. 判断脉搏

以食指、中指触摸伤病员颈动脉搏动，触摸点在喉结旁开 2~3 厘米，同侧触摸，力度适中，时间在 5~10 秒。

呼吸、脉搏均存在：应严密监测伤病员情况直至医务人员到达现场；

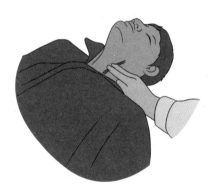

判断脉搏

无呼吸但有脉搏： 应立即清除伤病员口鼻异物后为其开放气道，给予人工呼吸 10~12 次 / 分钟，每 2 分钟再次判断呼吸、脉搏情况；

呼吸、脉搏均消失： 应立即进行徒手心肺复苏，并让周围人员协助获取自动体外除颤器（AED）。

（三）单人徒手心肺复苏（成人）

1. 胸外按压

（1）**摆放体位：** 清除伤病员后背异物，使其仰卧于硬质平面上，保持颈部和躯干无扭曲，充分暴露伤病员胸部，松解伤病员腰带、衣裤。施救者跪于伤病员一侧，两腿自然分开与肩同宽，两膝中点位于伤病员乳头连线上。

（2）**按压部位：** ①成年男性两乳头连线中点；②胸骨中下 1/3 交界处。

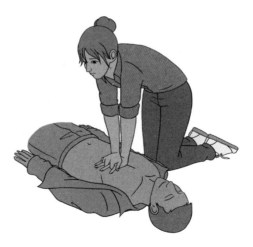

胸外按压体位摆放

（3）按压深度：5~6 厘米。

（4）按压频率：100~120 次 / 分钟。

（5）**按压方法及要点**：双手重叠，指尖翘起，掌根紧贴胸骨，肘关节伸直，以髋关节为轴，利用上半身体重垂直向下按压胸部。按压动作平稳，不做冲击式猛压或跳跃式按压，按压与放松时间相等。每次按压后应使伤病员胸部充分回弹，双手不能倚靠在伤病员胸壁，也不可离开按压部位。按压时，要注意观察伤病员的反应。尽可能减少按压中断的次数和时间，确需中断的，时间应尽量控制在 10 秒以内。

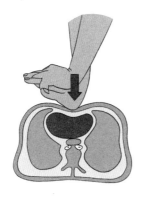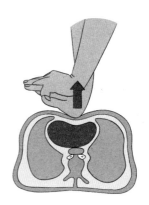

胸外按压方法及要点

2. 开放气道

清除伤病员口鼻分泌物和异物，保持头轻度后仰，使气道开放。一般采用仰头举颏法和双手托颌法开放气道。

（1）**仰头举颏法**：一手掌小鱼际置于伤病员前额，下压

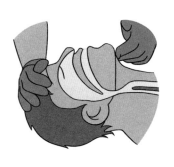

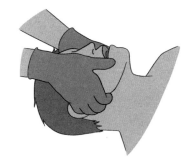

仰头举颏法   双手托颌法

使其头部后仰；另一手的食指和中指置于靠近颏部的下颌骨下方，将颏部向前抬起，帮助头部后仰，保持气道开放。

注意：对于怀疑有头、颈部损伤的伤病员严禁使用此法。

（2）**双手托颌法**：施救者位于伤病员头侧，双肘位于伤病员背部水平，双手四指扣双侧下颌角向上牵拉，使下颌向前，头部后仰，双手拇指推开下唇。

3. 人工呼吸

做口对口人工呼吸时，应保持伤病员气道开放，捏住伤病员鼻部，并要用口包住伤病员的口。在吹气的同时注意观察胸廓上抬情况。

注意：施救者应保持正常呼吸而非深呼吸，给予 1 次持续至少 1 秒的吹气，然后按照同样方法进行第 2 次吹气。成人胸外按压与人工呼吸比为 30：2，每 30 次胸外按压和 2 次人工呼吸为一个循环，每 5 个循环为 1 个周期。

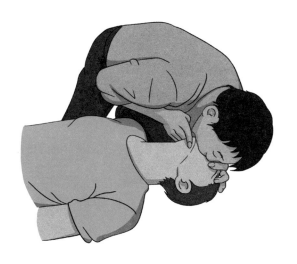

人工呼吸

（四）双人心肺复苏（成人）

第一目击者到达疑似心搏骤停伤病员身边后，首先要判断现场环境是否安全、做好个人防护、检查伤病员的意识和呼吸。如果判断伤病员发生了心搏骤停，第一目击者应立即开始实施心肺复苏。如果没有手机，要让另一名施救者到附近拨打急救电话120，并取得附近的 AED。当另一名施救者取来 AED 后，要尽快使用。两名施救者分别位于伤病员身体两侧，一名施救者实施胸外按压，另一名施救者保持伤病员气道通畅，观察伤病员面色，实施人工呼吸，使用 AED 并监测颈动脉搏动以评价按压效果。每完成5组心肺复苏后，由负责人工呼吸的施救者检查伤病员的呼吸和脉搏，时间为5~10秒。为减少按压者的疲劳，保证按压效果，两名施救者应在每

5 组心肺复苏后（约 2 分钟）交换角色。如果按压者感到疲劳，也可以提早交换。如果现场有 AED 可以使用，为尽量减少按压的中断，两名施救者仅在 AED 分析心律时交换角色，时间控制在 5 秒以内。为保持良好沟通，实施胸外按压的施救者应当大声计数按压次数，使另外一名施救者掌握进行人工呼吸的时机，这有利于两名施救者掌握交换角色的时机。

三、自动体外除颤器（AED）的使用

当取得 AED 后应立即准备实施电除颤。AED 一般都有语音提示，跟随语音提示即可正确使用，其使用方法简单概括为"听它说，跟它做"。

（一）开机

根据所获取机器的不同型号进行操作开机。

（二）连接电极片

（1）将电极片粘贴到伤病员体表指定位置：右侧电极片一般贴在胸骨右缘、右锁骨中点下方；左侧电极片一般贴在左乳头外、左腋中线上（与 AED 说明书有冲突时，以说明书为准）。

（2）将电极片导线与主机连接。

（三）自动分析心律

连接好电极片后，AED 会语音提示"开始分析，不要

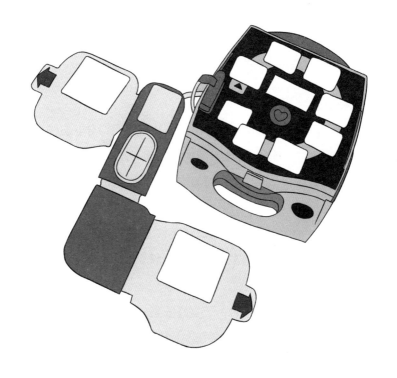

自动体外除颤器（AED）

触碰伤病员"，此时应防止任何人触碰伤病员（第一个"离开"）。

（四）除颤

如果 AED 建议除颤，会语音提示"建议除颤，不要触碰伤病员"，此时应防止任何人触碰伤病员（第二个"离开"）并按下电击键。电击除颤后，立即继续实施徒手心肺复苏。2 分钟后 AED 会再次自动分析心律，确定是否需要下一次除颤。无论是否需要电除颤，在 AED 未提示需要离开伤病员时，均要进行高质量心肺复苏，直至出现终止心肺复苏的条件。注意急救全程不得关闭 AED、移除电极片。

（五）注意事项

第一，除颤期间，应避免接触伤病员的身体，如头部、肢体裸露皮肤部分，或导电液体，如盐水、血液、凝胶以及床架或担架等金属物体等，防止形成除颤电流导致意外伤害甚至死亡。

第二，除颤过程中，电极片不能互相接触。与金属物体相连可能产生电弧并灼伤伤病员的皮肤。

第三，不得在富含氧气的环境下进行除颤。对带输氧管的伤病员进行除颤治疗时，应妥善安置输氧管，不要将其安放在电极片附近，以防发生火灾或爆炸。

第四，除颤过程中，应确保电极片与皮肤最大程度贴合，皮肤和电极片之间的气泡可能会导致伤病员皮肤灼伤。

第五，在存储过程中或使用之前对电极片的不当操作可能会损坏电极片。如果电极片已经损坏或干燥无黏性，应更换。

（六）评估复苏效果

2 分钟（5 个循环）后检查复苏是否成功，现场心肺复苏成功的标志是自主循环恢复，有效表现如下：

能触及颈动脉搏动；

恢复自主呼吸；

伤病员开始咳嗽、活动；

伤病员面色由发绀转为红润。

若复苏未成功，应继续抢救，直至复苏成功或医务人员到达。

参考文献

[1] 李宗浩. 现代心肺复苏急救学 [M]. 长沙：湖南科学技术出版社，2021.

[2] 赵旭峰，董雪洁，张琳，等. 自动体外除颤仪的普及现状及其在我国的应用展望 [J]. 中国急救复苏与灾害医学杂志，2019,14（2）：104-107.

[3] 中国医学救援协会. 现场心肺复苏和自动体外心脏除颤技术规范 [J]. 中华护理杂志，2018,53（S1）：33-37.

[4] 中国红十字会总会，中国红十字会总会训练中心. 心搏骤停救生技术——CPR 与 AED 应用手册 [M]. 北京：科学技术文献出版社，2020.

[5] 李宗浩，葛鑫. 心脏骤停与 AED 第三篇——自动体外除颤器 AED 和心肺复苏术 [J]. 中国急救复苏与灾害医学杂志，2020,15（8）：7.

第三章
日常内科急症的救护

一、哮喘

（一）识别

如果出现下列情况，就要怀疑伤病员可能发生了哮喘。

呼吸困难；

哮鸣音；

咳嗽；

焦虑不安；

说话困难；

皮肤、嘴唇、耳垂及指甲甲床青紫等。

（二）现场处置

保持冷静，安抚伤病员，协助伤病员找到并使用缓解症状的吸入剂；

让伤病员尽量保持坐直，使伤病员感到舒适，不要平躺，引导伤病员慢慢深呼吸缓解症状；

如果伤病员首次发作，无法取得药物，出现呼吸困难或疲惫乏力，立即拨打急救电话 120 或送往附近医院；

如果伤病员失去反应，应立即判断，决定是否需要心肺复苏。

二、气道梗阻

（一）识别

如果出现下列情况，就要怀疑患者可能发生了气道梗阻：

低氧血症：嘴唇、耳廓和甲床处呈青紫色；

说话或呼吸困难；

异常呼吸音；

涨红、憋气的面孔；

患者不由自主地表现为手呈"V"字状紧贴于颈前喉部，表情痛苦，鼻翼煽动；

剧烈呛咳；

呼吸突然停止，出现发绀、无任何原因的意识丧失。

（二）现场处置

如果患者意识清楚，可以呼吸，但感到呼吸道有明显的异物堵塞，要消除恐惧感，密切观察患者病情变化；

如果口腔内可见异物，应立即清除；

如果患者呼吸尚可，可以咳嗽，尽量鼓励患者咳嗽，将异物自行排出；

如果患者不能咳嗽和说话，立即采用海姆立克急救法进行急救；

如果梗阻持续不缓解，请立即拨打急救电话 120 或送往附近医院；

如果伤病员失去反应，应立即判断，决定是否需要心肺复苏。

（三）海姆立克急救法

1. 成人互救方法

施救者站于伤病员背后，呈弓步，用两手臂环绕伤病员的腰部；

施救者一手握拳，将拳头的拇指一侧置于伤病员肚脐上二横指处；

用另一手固定拳头，快速向内、向上冲击压迫伤病员腹部；

如无效，可重复上述手法直至异物排出。

简易记忆法—— 剪刀石头布：

剪刀：用两根手指，找到脐眼以上二横指的位置

石头：一只手握拳

布：另一只手像布一样覆盖在拳头上

2. 成人自救方法

伤病员发生气道梗阻时，身边无人可求助，可稍弯腰，一手握拳， 将拳头的拇指一侧置于肚脐上二横指处，用另一

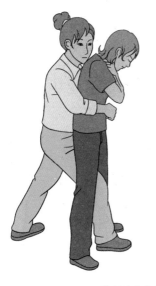
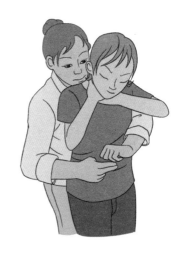

海姆立克急救法——成人互救方法

手固定拳头，快速向内、向上冲击压迫自己腹部，如无效，可重复上述手法直至异物排出；

或稍稍弯下腰去，靠在一固定水平坚硬物体上（如桌子边缘、椅背、扶手栏杆等），以物体边缘压迫上腹部，快速向内、向上冲击，重复直至异物排出。

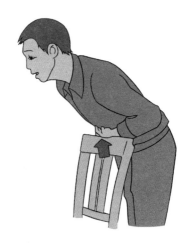

海姆立克急救法——成人自救方法

3. 儿童急救方法

站在孩子背后，双手放于孩子肚脐和胸骨间，一手握拳，另一手固定拳头；

双臂用力收紧，瞬间向上、向内按压；

重复直至排出气道异物。

4. 婴儿急救方法

施救者呈坐姿或屈膝跪地；

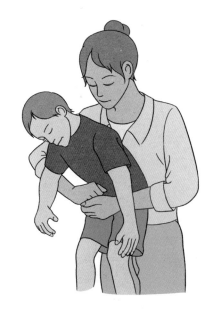

海姆立克急救法——儿童急救方法

将婴儿的面部朝下，使其身体倚靠在施救者大腿上，一手固定婴儿的头颈部；

另一手掌根部用力在婴儿肩胛骨中间拍背 5 次，再将婴儿翻正，在婴儿胸骨下半段，用食指及中指按压 5 次；

重复上述动作，直至异物排出。

如果以上措施无效，伤病员意识不清，无法保持直立，应立即将伤病员安全置于地面上，迅速判断，如确定无意识、脉搏和呼吸，立即开始心肺复苏，即进行 30 次胸外按压，2 次人工呼吸。注意每一次人工呼吸前应检查口腔，如有被冲击出的异物，将伤病员头偏向一侧，迅速用手指取出口腔内异物。

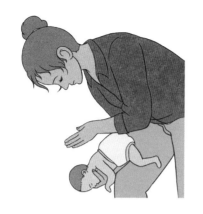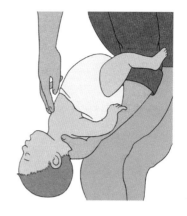

海姆立克急救法——婴儿急救方法

5. 意识不清者急救方法——仰卧位腹部冲击法

发现伤病员因气道梗阻出现意识不清时，首先判断呼吸和心跳，决定是否需要心肺复苏，还是需要采用仰卧位腹部冲击法：

应将其置于仰卧位，头部偏向一侧；

施救者骑跨在伤病员髋部两侧，面向伤病员；

一只手的掌根平放在伤病员上腹部中央；

另一只手叠放在第一只手的手背上；

合力冲击腹部 5~6 次，直至异物排出；

检查口腔，如异物冲出，迅速用手指将异物勾出；

异物取出后检查呼吸心跳，如无呼吸心跳，立刻进行心肺复苏。

三、过敏反应

（一）识别

如果出现下列情况，就要怀疑伤病员可能发生了过敏反应：

识别1：轻症过敏

又红又痒的皮疹或局部皮肤隆起；

眼睛发红发痒；

喘息或呼吸困难；

手足或面部肿胀；

腹部疼痛、呕吐和腹泻。

识别2：严重过敏

呼吸困难；

皮肤苍白或发红；

舌头和喉咙明显肿胀，眼睑周围浮肿；

恐慌感；

脉搏细速；

血压突然下降或很难测量到血压；

意识模糊或躁动；

休克症状导致虚脱和失去知觉。

（二）现场处置

如果伤病员生命体征平稳，可询问是否有过敏史；

尽可能迅速使伤病员脱离过敏源；

安抚并协助伤病员采取合适的坐姿，以减轻呼吸困难；

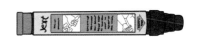

如果伤病员带有肾上腺素自动注射器，协助伤病员使用；

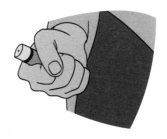

肾上腺素自动注射器使用

如果伤病员面色苍白、脉搏微弱，让其平躺在地面上，如有呕吐，应保持伤病员头部偏向一侧并清除异物，防止呕吐物误吸，同时抬高下肢；

如果伤病员失去反应，应给予心肺复苏；请立即拨打急救电话 120 或送往附近医院。

四、心脏病急症

（一）识别

如果出现下列情况，就要怀疑伤病员可能发生了心脏病急症：

识别 1：心绞痛

小范围左侧胸部不适，有重压感、挤压感、胀满或疼痛感，持续时间不超过 30 分钟，有时伴有一只或两只手臂、后背、颈部、下颌或胃部疼痛或不适；

休息或舌下含服硝酸甘油可缓解；

气促（伴或不伴胸部不适）；

突发时伴有出汗、恶心或头晕目眩；

焦虑不安。

识别 2： 心肌梗死

持续的压榨性心前区疼痛，可放射至后背、肩部或下颌等处，无法通过休息或舌下含服硝酸甘油来缓解疼痛；

气短；

上腹部不适感，类似严重的消化不良表现；

突然晕厥或眩晕；

有濒死感；

皮肤苍白，口唇发青；

脉搏急促、微弱、不规则或者非常缓慢；

大汗淋漓。

（二）现场处置

1. 如何帮助可能发生了心绞痛的伤病员

帮助伤病员停止手中所做的事，坐下休息，安抚伤病员，测量血压；

如伤病员随身携带治疗心绞痛药物（片剂 / 气雾剂），在确保没有低血压的情况下，尽快帮助其使用药物；

如服用抗心绞痛药物 5 分钟后症状仍不能缓解，请立即拨打急救电话 120。

2. 如何帮助可能发生了心肌梗死的伤病员

立即拨打急救电话 120；

务必让伤病员保持平静并休息，支撑住伤病员头部和肩部，膝盖弯曲，半坐位通常是最佳姿势；

如果伤病员无阿司匹林过敏史、无出血倾向、无胃溃疡或消化道出血史，请让伤病员嚼服 300 毫克阿司匹林；

如果急救人员不确定是否应当给予阿司匹林或担心用药是否合适，则请勿让伤病员服用阿司匹林；

叫人取来急救箱和自动体外除颤器（AED）；

如果伤病员失去反应，应立即判断，决定是否需要心肺复苏。

五、脑卒中

（一）识别

如果出现下列情况，就要怀疑伤病员可能发生了脑卒中：

面部表情两侧不对称；

手臂动作功能减弱，乏力或仅能抬起一侧胳膊；

语言障碍，说话含糊不清；

一侧或两侧的上下肢突然无力或麻痹；

一只或两只眼睛突然失明或视物模糊；

突然说话困难或者不能理解他人言语；

突然神志模糊；

没有任何诱因突然剧烈头痛；

眩晕、站立不稳或突然摔倒。

（二）现场处置

拨打或叫人拨打急救电话 120 并取得急救箱和自动体外除颤器；

记录伤病员首次出现脑卒中征象的时间；

守在伤病员身边，直到医务人员到达并接手；

如果伤病员失去反应，并且呼吸不正常或者仅有濒死叹息样呼吸，应实施心肺复苏。

六、晕厥

（一）识别

如果出现下列情况，就要怀疑伤病员可能发生了晕厥：

长时间站立不动，特别是天气炎热时；

既往有心脏病史；

蹲坐或弯腰后突然站立；

突然听到坏消息时。

（二）现场处置

帮助伤病员平躺在地面上，直到他能坐起并感觉正常；

如果伤病员之前跌倒过，应找到跌伤部位；

如果伤病员病情未见好转，请立即拨打急救电话 120；

如果伤病员失去反应，应给予心肺复苏。

七、低血糖、糖尿病急症

（一）识别

如果出现下列情况，就要怀疑伤病员可能发生了低血糖或血糖过高引起的急症：

识别1：低血糖

既往有糖尿病病史；

急躁不安或意识不清；

饥饿、口渴或身体虚弱；

困倦、多汗，皮肤湿冷；

脉搏快速、心悸、肌肉震颤；

反应力下降。

识别2：糖尿病急症

皮肤干燥；

疲乏、恶心、呕吐；

腹痛、乏力、多尿；

精神萎靡、嗜睡，甚至意识模糊；

呼吸深快；

呼气中有烂苹果味。

1. 如何帮助可能发生了糖尿病急症的伤病员

如果伤病员能坐直并吞咽，帮助伤病员坐下，如伤病员带有用于紧急补充的糖类食品药品，应帮助其服下，如没有，给伤病员等同于 10 ~ 15 克剂量的葡萄糖补给，比如 100 毫升果汁或含糖的汽水，3 茶匙糖或 3 块糖果；

如果伤病员反应灵敏，可多给伤病员一些食物或饮料，让伤病员休息，直到他感觉好一些；

帮助伤病员找出血糖测试设备，以便检测自己血糖水平；观察伤病员情况，直到完全恢复；

如果伤病员无法坐直或吞咽，不要强迫他坐起或进食，立即拨打急救电话 120。

2. 如何帮助可能发生了高血糖的伤病员

立即拨打急救电话 120；

如果伤病员失去反应，应给予心肺复苏。

八、抽搐

（一）识别

如果出现下列情况时，就要怀疑伤病员可能发生了抽搐：

肌肉失控；

双臂和双腿抽搐性运动，有时也会累及身体其他部位；

身体倒地；

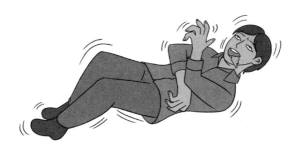

抽搐

失去反应及目光呆滞的凝视。

（二）现场处置

移开伤病员身旁的家具或其他物体；

将一块小垫或毛巾置于伤病员头部下面；

立即拨打急救电话 120；

检查确认伤病员有无反应和呼吸；

守在伤病员身边，直到接受过更高级培训的人员到来；

如果伤病员因为呕吐或者口中有液体而出现呼吸困难，协助伤病员翻身侧卧；

如果伤病员失去反应，呼吸不正常或者仅有濒死叹息样呼吸，应给予心肺复苏；

如果伤病员咬伤了自己的舌、面颊或嘴并且正在出血，应在抽搐结束后实施急救。

参考文献

[1] 葛均波 . 内科学 [M]. 人民卫生出版社，2018.

[2] 万学红 . 诊断学 [M]. 人民卫生出版社，2018.

[3] 支气管哮喘防治指南 (2020 年版)[J]. 中华结核和呼吸杂志，2020,43(12)：1023-1048.

[4] Cloutier Michelle M, Dixon Anne E, Krishnan Jerry A,et al. Managing Asthma in Adolescents and Adults： 2020 Asthma Guideline Update From the National Asthma Education and Prevention Program.[J]. JAMA,2020,324：2301-2317.

[5] 晕厥诊断与治疗中国专家共识 (2018)[J]. 中华心血管病杂志，2019(2)：96-107.

[6] 杨帅 . 海姆立克急救法 [J]. 中华灾害救援医学 ,2019,7(8)：468.

第四章
日常创伤急救

一、外伤

大多数的擦伤、裂伤和割伤都能在家中治愈而不会出现严重问题，但是有的即使是轻伤也可能发生感染，并威胁伤者的生命健康。重要的是能够辨别受伤的类型，以便采取适当的救助行动。有些损伤，如穿通伤能导致受伤部位深处的组织或器官受损，需要专业的急诊救治。

（一）外伤类型

1. 擦伤

多由表面粗钝、坚硬的物体所致。膝部、肘部和踝部是因摔倒导致擦伤的常见部位。

2. 裂伤

伤口的边缘参差不齐或呈锯齿状，常见于车祸，可导致大量出血（有时出血不多）。当导致裂伤的物体很脏时，其后发生感染的概率比较高。

3. 切割伤

边缘整齐，如被刀或碎玻璃割伤，伤口可能比较深。切割伤看似损伤不严重，但有可能伤到深部的肌腱、神经和血管，甚至器官。深的切割伤还会危及生命，特别是胸部或腹部的切割伤。对于切割伤口的止血可能会需要很长时间。浅表的切割伤如果能对合整齐，将会愈合的更快更好。

4. 穿通伤

常由长而尖利的物体引起。表面伤口的大小常常不能反映伤道的深度和波及的损伤范围，这使评估伤情变的很棘手，所以需要专业人员来诊断。

5. 挫伤

挫伤后皮肤虽然没有破损，但是皮下出血会导致皮肤变色。轻者如撞伤引起的毛细血管小面积出血，重者可能是内出血的表现。多数挫伤没有看上去那么严重，并且能够慢慢消失。新鲜的挫伤呈紫红色，陈旧的挫伤呈棕色或黄绿色。

6. 肢体离断伤

肢体的切断或撕裂伤需要急诊救治。保持离断肢体干燥并冷藏，将其与伤者一同送往医院，使断肢再植成为可能。

（二）轻伤和重伤区分

对于急救人员来说，了解损伤对机体的影响和伤口愈合的过程是非常有用的。掌握外伤急救的基础技能是至关重要的，包括正确止血、预防感染、区别重伤和轻伤。

轻伤是指伤口小而浅、能够很快止血、感染风险低的损伤。简要地查看一下伤口，并了解受伤的经过，能够帮助您做出伤情的判断和处置计划。如果有以下情况，须视同重伤并寻求专业救治：

用可粘性敷料包扎后不能止血；

伤口的深度看上去超过 1~2 毫米，或估计需要缝合的伤口；

伤口下面的组织（如神经或肌腱）受到损伤，出现麻木或肢体功能丧失等症状；

有感染的潜在风险；

可能留下难看的瘢痕，比如脸上的伤口；

受伤的面积比较大。

有些伤口需要缝合，以便止血和预防感染。如果您不是专业医务人员，请不要使用无菌胶带（仅适用于小伤口的纸质胶带）粘合伤口，因为使用不当会导致伤口感染，形成脓肿。

（三）轻伤的处理流程

第一，彻底洗净双手，有条件的话可戴上干净的手套，避免接触伤口，引发感染。

第二，查看伤口是怎样造成的，以及伤口的位置、长度和深度。

第三，用流动的、尽可能洁净的水（如凉开水、瓶装饮用水或能直接饮用的自来水）冲洗伤口。

第四，使伤口干燥，用无菌敷料覆盖伤口并用胶布粘好。如果伤口面积较大，最好用防粘连的敷料直接覆盖伤口，再用纱布和绷带包扎。

第五，保持伤口干燥、洁净。

（四）异物刺入或穿透性创伤

1. 小刺或碎片

只有在伤势很轻、异物很容易取出的情况下，您才可以自行取出异物，否则需要到医院治疗；

对于小的异物，如木刺、金属或玻璃碎片，轻轻挤压伤口两边就能将异物排出；

如果异物突出于皮肤，用无菌的镊子顺着异物刺入的角度将其拔出；

位于皮下的、能够看到的刺或碎片，可以用无菌镊子和针小心取出，但是绝不要扩大伤口挖掘异物，那样会造成更大的损伤。

2. 较大的异物或穿透性创伤

不可轻易拔除异物；

应将敷料卷放在异物两侧，或三角巾做一环形圈套过异物，将异物固定，用绷带、三角巾包扎，如果异物太长，可以切断；

尽快到就近医疗机构就诊，转运伤者应尽量避免晃动身体，注意保护好异物外露部分，避免撞击引起移位而加重损伤；

若伤者意识不清，需保持呼吸道通畅，如有呕吐物要及时清理，避免误吸。

（五）肢体离断伤

首先应注意伤者有无休克、有无合并其他部位损伤。如有休克或其他危及生命的创伤，要迅速进行抢救。

断肢近端如有活动性出血，应加压包扎；如局部加压包扎仍不能止血时，可应用止血带。

对于较大的动脉断端出血，不易采用局部加压或止血带时，可用止血钳将血管残端夹住止血，但需注意不应过多钳夹近端的血管。

不完全离断的肢体，应使用夹板制动，以免转运过程中加重组织损伤；完全离断肢体的远端，应使用无菌敷料或用清洁的布料、毛巾等包裹，再用一次性手套、塑料布或橡皮布包裹，周围放置冰块，然后迅速转运至医疗机构进一步处理。不能将断肢直接浸泡在冰水中，更不能用消毒液、盐水浸泡断肢。

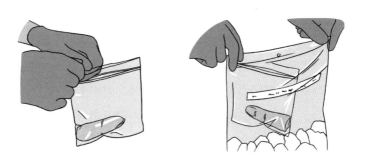

断肢的处理方法

（六）挤压伤

在不会威胁您自己或伤者安全的情况下，将可能造成伤害的物体移开；

检查伤者的意识、呼吸、循环情况，并与急救中心联系；

只有在受压伤者有生命危险（如胸部挤压伤）或急救车30分钟之后才能到达时，才需要试着解救伤者，但是，要保证这样做不会使您也身陷险境或使伤者受到更大伤害；

如果伤者伤及头部或颈部，一定不要为了救治出血和骨折移动伤者，以避免更严重的脊椎损伤；

救治休克时，如果同时伴有下肢骨折，请不要抬高下肢；

努力保持伤者身体温暖和情绪平稳，持续监测伤者的气道、脉搏和呼吸，直到救援人员到达。

二、内出血

不同于外出血，内出血很难被发现，常常看不出什么迹象，直到后来伤者大量出血引起休克。急救者能够识别内出血并正确救治，对伤者来说是性命攸关的。内出血可以由穿通伤等伤引起，常常伴有外出血；内出血也可以由跌落、挤压、冲撞或踢踏引起。症状包括畏寒、出冷汗、皮肤苍白、虚弱、口渴和孔窍（如鼻孔、耳道、口腔等）出血。伤者需要立即抢救。所以，第一急救者应该做的最有效的工作就是分秒必争地呼叫急救车。

（一）内出血的病因

穿通伤等通常会伴有内出血。但是，表面伤口的大小不能说明内部损伤的程度。当体内血管或脏器破裂后，甚至可以没有任何明显的外部损伤。

由不是很锋利的物体引起的没有穿透皮肤的损伤称为"钝器伤"。常见的原因有跌落、车祸、挤压、冲撞和踢踏。特别是腹部或胸部发现如同擦伤一般的表现时，要特别警惕是否发生了内出血。

另一个内出血的常见原因就是骨折，尤其是股骨（大腿骨）或骨盆骨折，会迅速导致严重的内出血。有些疾病如胃或十二指肠溃疡穿孔、宫外孕会导致内出血。还有些凝血障碍的伤者，如血友病或服用华法林的伤者，会因为很轻微的损伤而发生内出血。很多肝功能异常的疾病也会影响凝血功能，肝硬化还会导致胃底—食管静脉曲张，曲张的静脉一旦破裂，也会发生灾难性的内出血。

（二）内出血识别

出血休克表现：畏寒、皮肤湿冷、面色苍白、口渴、衰弱不能站起、脉搏细弱、意识丧失；

咳出或呕出血液或咖啡色物（咖啡色呕吐物是十二指肠出血的典型表现）；

便血、柏油样的大便是胃或十二指肠溃疡出血的典型表现；

意外事故，如从高处坠落、因车祸突然受到冲撞；

没有任何明显原因的阴道出血；

外伤后出现局部压痛和肿胀，特别是腹部，因为肾脏、肝脏或脾脏可能会破裂出血；

早孕阶段，特别是 6~8 周，异位妊娠（输卵管妊娠）破裂出血是有生命危险的，孕妇会有下腹痛，但疼痛不是很严重；

如果头部外伤后从耳朵或鼻子里流出液体或血液，说明可能有颅骨骨折。

（三）内出血的急救流程

如果发现伤者的身上有异物刺入，不要移动或拔出，否则会造成更大的伤害，异物还能将伤口堵住，减少出血；

立刻呼叫急救车；

让伤者保持适当的体位，最好能抬高双腿，增加回心血量；

不要让伤者喝水或吃任何东西；

保持伤者的身体温暖，松开过紧的衣服；

监测意识、呼吸、循环情况，如果发生呕吐，要保证呕吐物不会被吸入呼吸道，如果伤者丧失意识，要将伤者转至保护性体位，但是仍然要抬高双腿。

三、腔道出血

血液从口腔、鼻腔、耳道、肛门或阴道（除了月经出血）流出，是需要进行急救的。除了尽可能止血外，还要监测有无休克的迹象。要提醒自己，接触其他人的血液或体液，有被感染疾病的危险。所以，如果可能，尽量戴上手套。如果实在找不到手套，在动手前后都要认真洗手。如果腔道出血没有明显的外因，要高度怀疑有内出血，接下来需要紧急的专业救治。

（一）咯血

咯血常常表现为痰中带血丝，一般是由肺部疾病或损伤导致。应让伤者坐下并保持安静。如果有呼吸困难或受伤病史，要立即寻求医疗急救。建议所有咯血的伤者无论轻重最好都应该去找专科医生诊治。

（二）呕血

从胃或上消化道呕吐出来的血液可以是鲜红色的，也可以是咖啡色的。有时，呕出的血其实来自被吞咽的鼻腔出血。伤者可以表现出休克症状，也可以很正常。所有的呕血都应该被认真对待。让伤者坐下，如果有休克症状，最好侧位躺下，然后寻求医疗救助。

（三）肛门出血

肛门出血有两种情况。其一，鲜红色的出血多由肠道末端病变引起，如痔疮、便秘引起的肛裂，但是也有更严重的病因；其二，暗红发黑、黏稠的大便提示出血来自上消化道，是比较陈旧的血液。第二种情况更为严重，需要看急诊。因为这种伤者随时可能发生危及生命的大出血。

（四）阴道出血

非月经阴道出血有很多原因，包括妊娠病变或性暴力。

妊娠早期的阴道出血预示着流产即将或已经发生。出血常常很严重，血中混有血块，这时需要马上进行专业急救。

性暴力的受害者是非常痛苦的，所以救助者要更加小心和机警。在警察查看之前，最好不要让伤者脱去衣物，或去卫生间清洗。救助者的关键任务是设法止住出血；安抚受害者，并呼叫急救车。

（五）口腔出血

口腔出血，最常见的病因是牙龈炎。牙龈的炎症主要位于游离龈和龈乳头，经常在刷牙或者吃东西的时候导致牙龈出血，伤者可以感到牙龈局部痒胀不适，伴有口臭，严重者可有自发性出血；也可见于自己咬破口腔组织，牙齿脱落或拔牙后；还可见于外伤后，也许还伴有下颌骨骨折或其他外伤。如伤者丧失意识后一定要注意保持呼吸道通畅。

如果是牙齿脱落或拔牙后，将一块无菌纱布放在出

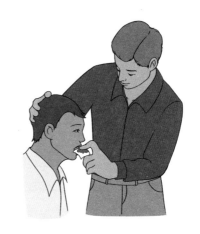

口腔出血处理方法

血的牙龈上，让伤者咬住。如果纱布被血浸透，要换一块新的。如果是外伤引起的口腔出血，要让伤者用手指从内向外压住伤口止血。让伤者把口腔中的血液吐出来，因为吞咽血液会引起呕吐。要避免喝热的饮料。如果出血不止，要去医院口腔科就诊。

（六）鼻出血

多数鼻腔出血都位于鼻腔的下部。但是，有高血压的老人发生鼻出血时，位置可能比较深，难以止血。鼻出血常常发生于感冒中或感冒后，由鼻腔黏膜的炎症引起。外伤可以造成严重的鼻腔出血，甚至鼻部毁损。外伤同时还能造成其他组织的损伤，如头面部骨折。如果从鼻腔中流出血水，提示可能发生了颅骨底部骨折。

如果出血量不大，可采用按压鼻翼止血法。用与出血鼻孔同侧的手，伸出大拇指，其余四指攥拳，将大拇指按压在出血鼻孔鼻翼后，稍加用力。同时，将头部前倾约30°，张口自然呼吸，持续按压15分钟。

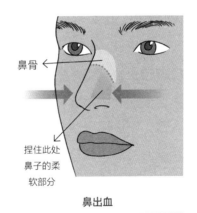

鼻骨

捏住此处
鼻子的柔
软部分

鼻出血

不可仰头、用卫生纸堵塞鼻孔或举起对侧手臂；

按压止血的同时，可采用冷水袋或湿毛巾敷前额和后颈部，促使血管收缩，从而减少出血；

倘若鲜血连续滴下，甚至持续流出，自行止血无效，出血点往往位于鼻腔的后部或鼻咽部，建议至医疗机构进一步处置。

（七）耳道出血

和鼻腔出血一样，如果头部外伤之后从耳道中流出血水，则提示可能发生了颅骨底部骨折。但是，耳道出血通常是由局部病变引起的，如发卡等耳道异物、剧烈的爆炸冲击波或中耳炎等导致的鼓膜穿孔。当鼓膜破裂时，耳痛是常见的伴发症状。但是，中耳炎的伤者鼓膜穿孔时却觉得疼痛症状一下缓解了。用无菌纱布或干净毛巾捂住耳道，并将头倒向出血的一侧，让耳道中的血液流出来。如果没有头部外伤等严重病情，可给予止痛药减轻耳痛，还要及时去医院的耳科就诊。

（八）眼外伤

眼部外伤后，不要自行用水或消毒液冲洗，除非同时有大量化学物质入眼。不要揉眼或用力挤压眼睛。如果有眼内容物脱出，可以找干净的毛巾或者无菌敷料遮盖伤眼，然后用小碗或杯子等中空容器盖在伤眼上方以做防护。如果异物刺入眼部，

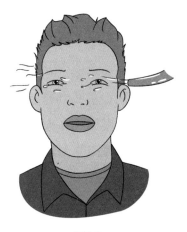

眼外伤

不要自行拔出，应尽快到就近医疗机构就诊。

四、骨、关节和肌肉损伤

大多数的扭伤、拉伤和挫伤能在家中治愈而不会有太多问题。重要的是您能够辨别受伤的类型，以便采取适当的救助行动。有些损伤，如穿通伤，能够导致受伤部位下面的组织或器官受损，需要专业的急诊救治。处理这类损伤的急救目的就是减轻疼痛和肿胀，如果有必要的话请求医疗救助。

（一）骨、关节、肌肉损伤分类

扭伤——韧带损伤的常见类型，由韧带撕裂或过度拉伸引起。

拉伤——肌肉撕裂或过伸。拉伤通常发生在肌肉的连接处和肌腱，肌腱是能把肌肉附着在骨骼上的软组织。

裂伤——韧带或肌肉的完全撕裂。

挫伤——直接打击造成的软组织肿胀、疼痛和皮下出血。局部皮下的大量出血叫作血肿。

骨折——骨的完整性和连续性发生中断，畸形、反常活动和骨擦感是骨折的特征。

（二）拉伤和扭伤的急救

应按照 RICE 原则进行救治后去医院就诊。

RICE 原则——休息制动（rest）、冷敷患处（ice），加压包扎（compress）和抬高患肢（elevate）。

休息制动：大多数软组织损伤需要休息 24~48 小时，在此期间，尽量让受伤关节保持在舒适的位置上不动；

冷敷患处：将冰袋或其他凉的物品用布包好后放在受伤的关节处，可以减轻软组织损伤引起的疼痛和肿胀，头部受伤后在 24~48 小时内要尽早冷敷，每次 10~15 分钟，不要把冰袋或其他凉的物品直接放在皮肤上，因为可能会很痛，而且可能会冻伤皮肤；

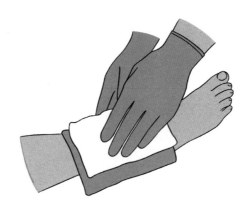

冷敷患处

加压包扎：对受伤的部位施压会使伤者感觉更舒服，弹性的管状绷带压迫效果最好，内垫棉花的绷带压迫效果也很好；

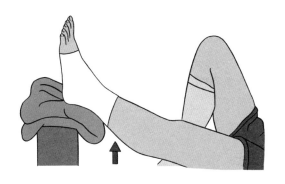

抬高患肢

抬高患肢：受伤的部位抬高到身体平面以上，最好是在心脏水平以上，这样可以减轻肢体的肿胀。

（三）撕裂伤和挫伤

同外伤出血处置。

（四）骨折处理

见第六章中的包扎与固定。

五、头部、颈部及脊柱外伤

（一）头部外伤

当伤者可能有脑外伤时，病情将变的非常危急。脑、眼、耳等器官都位于头部，这些组织器官都有可能受到损伤。损伤不仅来自外伤的冲击力，而且来自外伤引起的颅内出血。正确监护伴有颈部、脊髓损伤和／或出现意识丧失的颅骨骨折攸关伤者性命。最为重要的是，警惕水肿的组织、血液或唾液堵塞呼吸道导致的窒息。

1. 意识清醒的伤者

呼叫急救车，安抚伤者，帮助伤者尽量保持舒服的坐位姿势；

包扎头部的伤口；

小心伤者因意识丧失而摔倒，要警惕发生大量呕吐，尽量使伤者保持清醒；

如果伤者头痛，不要给他们吃任何东西包括药物，直到急救医生到达。

2. 意识丧失的伤者

呼叫急救车；

睁眼、语言、运动三方面评估（即格拉斯哥评分），并且要持续多次评估，两次评估不宜间隔过长时间；

注意保温并监测生命体征，心跳停止者立刻开始心肺复苏；

做好气道管理，保持呼吸道通畅，同时保护颈椎；

如果呼吸和循环未停止，将伤者转为保护性体位，然后包扎头部伤口。

3. 注意事项

注意受伤部位，大致判断出血量，头皮裂伤可能造成大出血，需加压包扎；

开放性颅脑损伤，异物不能随意拔除，脑组织不能还纳；

出现脑脊液鼻漏或耳漏，不能进行堵塞或冲洗，以免引起颅内感染。

（二）颈部外伤

1. 颈部损伤的救治原则

救助颈部损伤时最重要的原则就是不要移动伤者，除非有如伤者躺在马路中间或火灾现场等不得已情况。救助者的首要任务就是避免伤者受到更大的伤害并立即呼叫急救车。如果必须要移动伤者，应该至少有 3 个以上的救助者同时行动，用"滚圆木"的方法移动伤者，并自始至终保持伤者的脊柱正直不活动。

任何颈部穿透伤伤者早期最主要的关注点均是气道控制。

在救助颈部损伤的伤者时，保持颈部不动非常重要。但是，维持呼吸更是性命攸关的。如果伤者的呼吸停止，救助者必须进行口对口人工呼吸，同时要有保护颈部的意识。

2. 颈部损伤的急救方法

在任何涉及脊柱的损伤中，固定头部都很重要，尤其是颈部损伤，在处理伤者的时候，另一个人应该打电话求助，发现伤者时他们多数情况下是仰面躺着，如若不是，不要为了让他们仰卧而去搬动他们，除非需要进行心肺复苏；

另一个人固定伤者的头部位置，颈部损伤多数较严重，颈部大血管出血急救时，不宜在颈部做环形加压包扎，以免压

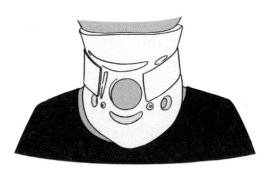

颈部损伤处理

迫气管引起呼吸困难，或压迫静脉影响回流而发生脑水肿，可用无菌纱布填塞止血，然后将健侧的上肢上举达头作为支架，施行单侧加压包扎法；

应保持呼吸道通畅，如有血块堵塞呼吸道，应设法去除，对于颈部割伤、刺伤等开放性损伤，应迅速送医院进行救治；

转运过程中宜使用颈托制动。

（三）脊柱外伤

脊柱损伤或颈部损伤急救的"黄金法则"是让伤者保持静止不动，除非有危及生命的情况。有头部外伤的伤者往往合并有脊柱损伤。脊髓位于脊柱中，容易受伤的位置在脊柱活动度比较大的部位，如颈椎、腰椎。交通事故、骑马、跳水和高空跌落是常见的原因，头部或面部的撞击也可导致脊椎损伤。

1. 脊柱损伤表现

损伤部位	症状表现
颈椎	颈椎的损伤非常危重，会导致四肢瘫痪和呼吸困难
胸椎	会导致下肢瘫痪或半身不遂，有时也会累及躯干
腰椎	会出现不同程度的下肢瘫痪
骶椎	会影响膀胱功能，引起男性的勃起障碍

2. 急救措施

做好气道管理，防止缺氧；

监测生命体征，预防低灌注；

切勿随意搬动伤者，现场救护需重视损伤部位的制动和固定，可使用硬质担架或脊柱板，保持轴线翻身，限制脊柱更多的移位；

尽快送至医疗机构进一步处置，搬运伤者时注意避免扭曲脊柱。

3. "滚圆木"技术

如果一定要搬动脊柱损伤的伤者，需要使用"滚圆木"技术。大家协调一致，像滚动木头一样搬动伤者，不要让头部歪向一侧或弯曲骨盆处的躯体。这种方法能最大限度地降低脊柱椎骨移位而造成更严重伤害的概率。搬运时至少要有 3 个人，最好 4~5 个人（如果有 3 个人以上的话，最好在伤者脚侧有一个人）。一个人负责头部，并指挥其他人的行动。搬

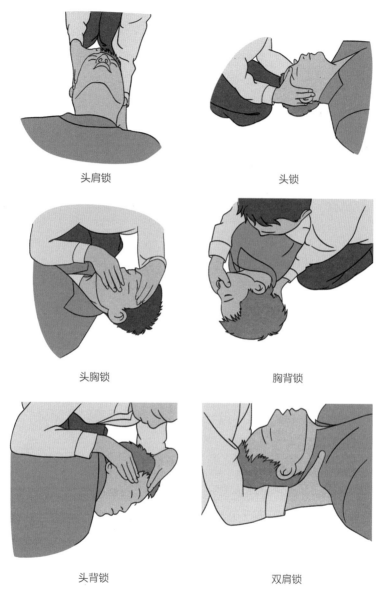

头肩锁

头锁

头胸锁

胸背锁

头背锁

双肩锁

脊柱外伤搬运的操作方法

运者要在伤者身边挨个依次站好，并像一个团队一样互相配合。要想达到绝对安全，这项"滚圆木"技术需要进行个人技术训练。

在伤者恶心、呕吐或口腔中有血、呕吐物等堵塞物的情况下，需要将伤者从仰卧位变成侧卧位。先在体前交叉伤者的双臂，接着一个人托住头，其他人沿伤者身体两侧交错排开，轻轻地伸直伤者的下肢，开始准备"滚圆木"。

在整个过程中一直都要扶好头部，躯干和四肢必须固定好。伤者的头部、身体和脚尖必须始终保持在一条直线上，并朝向同一个方向。一旦转为侧卧位，要固定好伤者的体位保持不动，一直到专业救护人员到达。只有当伤者呼吸停止或心跳停止，必须进行复苏时，才能移动伤者，重新转成仰卧位。

参考文献

[1] 纳特比姆.院前急救医学 ABC[M].上海：上海科学技术出版社，2016.

[2] 皮帕·基奇.图解家庭安全与急救手册 [M].北京：北京出版社，2014.

[3] 涂汉军，刘菊英，肖敏.实用院前急救手册 [M].北京：人民卫生出版社，2013.

[4] Singletary Eunice M,Zideman David A,BendallJason C,et al. 2020 International Consensus on First Aid Science With Treatment Recommendations[J].Circulation,2020,142：S284-S334.

第五章
自然环境相关急症的救护

一、高温相关急症

（一）中暑识别

1. 先兆中暑

先兆中暑是指在高温环境下，出现大汗、口渴、头晕、头痛、注意力不集中、眼花、耳鸣、胸闷、心悸、恶心、四肢无力、体温正常或略升高的症状。

2. 轻度中暑

除上述先兆中暑症状加重外，体温至 38℃以上，出现面色潮红、大量出汗、皮肤灼热等表现；或出现面色苍白、皮肤四肢湿冷、血压

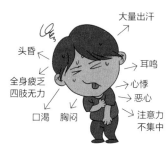

大量出汗
头昏
耳鸣
全身疲乏四肢无力
心悸
恶心
口渴 胸闷
注意力不集中

轻度中暑表现

下降、脉搏增快等表现。

3. 热痉挛

热痉挛多见于健康的青壮年，在高温环境下进行剧烈活动，大量出汗后出现肌肉痉挛性、对称性和阵发性疼痛，持续约3分钟后缓解，常在活动停止后发生。多发生在四肢肌肉、咀嚼肌、腹直肌，最常见于腓肠肌，无明显体温升高。热痉挛也可为热射病早期表现。

4. 热衰竭

热衰竭多见于老年、儿童和慢性疾病伤者。在严重热应激时，由于体液和血钠丢失过多、补充不足所致。表现为多汗、疲乏、无力、眩晕、恶心、呕吐、头痛等；可有明显脱水征，如心动过速、直立性低血压或晕厥；还可出现呼吸增快、肌痉挛，体温可轻度升高。热衰竭可以是热痉挛和热射病的中间过程，如不治疗可发展为热射病。

5. 热射病

热射病是一种致命性急症，主要表现为高热（直肠温度≥41℃）和神志障碍。临床上，根据发病时伤者所处的状态和发病机制，分为劳力型热射病和非劳力型热射病。非劳力型热射病常发生在小孩、老年人和有基础疾病的人群，表现为皮肤干热和发红，直肠温度常在41℃以上，最高可达46.5℃。劳力型热射病多在高温、湿度大和无风天气进行重体力劳动或剧烈体育运动时发病，多为平素健康的年轻人。严重者可出现休克、心力衰竭、肺水肿、脑水肿、急性肾衰竭、急性肝衰竭、严重凝血功能障碍、多脏器功能衰竭，甚至死亡。

（二）处理措施

急救原则：尽快使伤者脱离高温环境、迅速降温。

1. 脱离高温环境

迅速将伤者转移到通风良好的阴凉处或 20℃ ~25℃ 房间内平卧休息，帮助伤者松解或脱去外衣。

2. 迅速降温

先兆中暑伤者，及时将伤者转移到阴凉通风处安静休息，补充水、盐，短时间即可恢复；

轻症伤者可反复用冷水擦拭全身，直至体温低于 38℃；可应用电风扇或空调帮助降温，口服含盐清凉饮料或淡盐水，体温持续在 38.5℃ 以上者可口服水杨酸类解热药物，降温以伤者感到凉爽舒适为宜；

重度中暑者，在采取上述措施之外应立即转送医院。

二、低温相关急症

（一）冻伤

在寒冷的北方，冬季冻伤是非常多见的，特别是在我国东北三省、内蒙古、新疆、青海、甘肃、西藏等地。冻伤是由于寒冷潮湿作用引起的人体局部或全身损伤，严重时可致永久性功能障碍，甚至危及生命。

1. 最常见的冻伤部位

冻伤多发生在手指、脚趾、手背、足跟、耳郭、鼻尖、

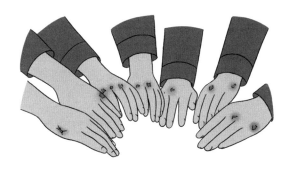

冻伤

面颊等处。

2. 临床表现

冻伤处皮肤冷而发硬及发白，依程度轻重可能感觉疼痛、麻木、对触觉反应迟钝至完全无感觉；

体温逐渐恢复后转为斑状发红、肿胀、疼痛，或灰黑色、黑色等更严重的症状，在 4~6 小时（或更长时间）内形成水疱；

若水疱充满清亮的液体，且越靠近肢端远端（如指尖），表明可能只是表皮受损；

若水疱内充满血色，且越靠近肢端近端（如指根），表明可能伤及真皮及皮下组织；

若水疱呈灰黑色或黑色，很有可能已经伤及皮下组织、肌肉或骨骼。

3. 按照冻伤程度的不同，可以分为 4 度：

Ⅰ度冻伤：即常见的"冻疮"，受损在表皮层，受冻部位皮肤红肿充血，自觉冻伤部位热、痒、灼痛，症状在数日后消失，愈后不留瘢痕；

Ⅱ度冻伤：伤及真皮浅层，冻伤部位除红肿外，还伴有水疱，深部可出现水肿、剧痛、皮肤感觉迟钝，结痂后可痊愈；

Ⅲ度冻伤：伤及皮下组织，冻伤部位红肿并有大水疱，冻伤部位皮肤出现黑色或紫褐色，痛感丧失，Ⅲ度冻伤会给组织带来不可逆转的伤害，伤后除遗留瘢痕外，还可能会遗留长期感觉异常或疼痛；

Ⅳ度冻伤：当发生干性和湿性坏疽时会伤及肌肉和骨骼，甚至需要截肢。

4. 冻伤的预防

寒冷环境中活动时一定要做好自我保护工作，穿着一定要暖和，多参加体育锻炼，特别是冬季户外锻炼，有助于提高机体的耐寒能力，养成用冷水洗漱的习惯，增加蛋白质和脂肪摄入量，保证合理的营养供给；

在高寒地带，不要把易受冻的部位暴露在外，比如：手、脸部、耳朵，戴一副暖和的皮手套，扎紧手套、衣服的袖口和裤口，防止风雪侵入衣服内，脸上可戴专业护脸套，耳朵也要戴上耳罩，平时经常揉搓这些部位，以加强血液循环；

不要站在风比较大的风口处，切记不要在疲劳或是饥饿的时候坐卧在雪地上；

被冻伤的局部，在初期可能没有明显刺痛感或其他不适，因此要随时注意观察自己易被冻伤的部位，也可同伴之间互相观察有无冻伤表现；

在洗脸洗手后，可涂抹一些润肤膏、雪花膏、甘油等油质护肤品，使皮肤润滑防止干裂，避免使用含碱性太大的肥皂，以免刺激皮肤。

5. 冻伤的护理

身体有四个部位最容易形成冻疮，除了按时敷药，我们还可以用一些特别的方式有针对性地进行护理：

耳部：有寒冷感觉时，应轻轻摩擦耳郭，增加局部血液循环，但注意不要用力过大或过猛，以免擦伤皮肤继发感染，冻疮初期，可局部热敷，当出现严重红肿或水疱时，可涂抹药物；

手部：在冻疮红肿部位采用按摩治疗，用手由轻到重的按摩、按压，促使红肿消散，每天做 2~3 次，每次 10 分钟，按摩时切忌用手指抓，以免损伤皮肤造成溃烂，如患处已经破溃，则不宜进行按摩；

面部：儿童面部最易形成冻疮，可以用指尖或手掌轻轻施压，刺激肌肉神经组织，加速血液循环来预防冻疮；

脚部：建议睡前泡脚，不仅可以促进血液循环，还可以缓解冻疮症状。

注意：面部冻疮后处理，应避免敷刺激味重的药物，以防刺激眼睛；可每天涂擦 2 次冻疮药，并口服补充维生素 E，能防止面部出现瘢痕。

6. 冻伤的救护措施

救护原则：尽快脱离低温环境，保暖、复温，尽可能将冻伤人员送往专科医院进行治疗。

首先，迅速脱离现场，立即用棉被、毛毯或衣物等保护受冻部位，防止继续受冻，迅速将伤者搬入温暖的室内（室温20℃~25℃）或送往医院；

多喝热饮（姜糖水、感冒冲剂），如疼痛可口服止痛片治疗；

除去湿的衣服，用棉被或羽绒睡袋覆盖保暖。

7. 根据冻伤程度，进行不同的处理

Ⅰ度冻伤，可让伤者自己主动活动，并按摩受冻部位，促进血液循环，可用辣椒、艾蒿煮水熏洗，温水（不能太烫）浸泡，再涂以冻疮膏即可；

Ⅱ度冻伤的水疱可在消毒后刺破，使疱内液体流出再消毒包扎，伤口破溃者也要先消毒后包扎；

Ⅲ度冻伤，可进行肢体复温，不可用雪擦、火烤或温水浸泡，否则会加重冻伤；

Ⅳ度冻伤，迅速送往专科医院进行处理。

若有条件吸氧，对保护冻伤部位以及防止冻伤范围扩大、程度加深有帮助。当全身冻伤者出现脉搏、呼吸变慢，要保证呼吸道畅通，出现脉搏呼吸停止时，需要立即进行心肺复苏。

8. 伤口处理的注意事项

用温水轻轻地清洁伤处，冻伤处会有疼痛，并且皮肤及肌肉有可能失去知觉，所以处理过程要小心轻柔。注意保持冻伤部位的清洁、干燥，使用无菌绷带包扎冻伤部位并服用抗生

素预防感染。有创面的用消毒棉球，无创面的用干净、松软的棉垫包裹保护伤处并保温。

9. 复温过程的注意事项

全身体温过低的伤者，为促进复温，普遍的做法是用温水复温，只需要将伤者冻伤部位浸泡在接近体温的温水中即可。水温不高于 40℃，尽量让水温恒定在 38℃左右；每天温水浸泡 2~3 次，每次 20~40 分钟。复温过程可能会使疼痛加重，可以准备一些止痛药。需要警惕的是：很多损害发生于复温时（再灌注损伤）。测试水温的办法：用温度计测量水温是最准确的。如果没有温度计，用非冻伤部位感受水温，不烫即可。

复温中如出现休克表现，应采取抗休克治疗，静滴 37℃ 的 5% 葡萄糖氯化钠注射液并迅速送至医院进一步治疗。

完成复温后，如果冻伤部位有伤口，可以先使用消毒剂洗净保持清洁；然后使用药物覆盖整个冻伤面保持干燥，并用纱布或绷带包扎冻伤处；冻伤部位应注意保暖，防止再度冻伤。

（二）低体温症

1. 定义

低体温症又称低温症，是指由于各种阻碍热生成的因素和增加热丢失的因素，所导致的人体核心体温低于 35℃ 的疾病。凡是阻碍热生成的因素和增加热丢失的因素，都可以导致低体温症，与个体因素、自身健康状况、应用药物环境等因素有关。特别是老年人和婴儿，对温度的变化不那么敏感，有时即使室温相当低，也可能感觉不到，因而保温防护能力差。

2. 识别要点

低温程度不同，临床表现也有差异，但也可出现其他多系统表现。

轻型低温：伤者在遭遇寒冷初期体温低于35℃，表现为寒冷性多尿、剧烈寒战、共济失调、判断能力下降、遗忘等，心电图可出现特异性J波；

中型低温：当低温持续下降，低于32.2℃，伤者心率与呼吸减慢，脉搏细弱，并有心律失常，胰岛素失活，伤者出现幻觉，进一步至木僵和昏迷，还可能会出现嗜睡或陷入精神错乱状态，心电图常显示基线抖动，不到50%的心电图显示特异性J波；

重型低温：如低体温继续下降至24℃~29℃，任何刺激都可以引起室颤，伤者易发生心脏停搏或室颤，也会出现酸碱紊乱，对疼痛刺激无反应，查体角膜反射消失，心电图呈现等位线。

3. 预防

户外运动时不可以穿全棉内衣，通常穿化纤的内衣即可。全棉内衣平时穿非常舒适，但是却非常不适合长时间户外活动。

寒冷天一定要戴帽子，如果头部暴露在空气中，身体的多数热量会由此丢失。要知道自己的极限，避免透支。如果迷路，避免惊慌和其他消耗能量的活动。

学习判断低体温症的早期症状。

4. 救护技巧

判断低体温症的症状，立即求救，同时正确自救：

确保身体干燥：一定要脱掉湿的内衣；

降低热散失：找到避风所，换干的衣服，多加外衣；

补充热量：最好饮用温热含糖的饮料，不能含酒精、咖啡因或尼古丁；

取暖：可以烤火，极端情况下也可使用睡袋包裹两人来取暖；

安置温热水袋在伤者腋窝和腿之间；

不可以直接加热；

不可以按摩或摩擦病人的身体；

不可以尝试使手臂与腿变暖，这样会使冷的血液流回心肺和脑部，导致核心体温进一步下降；

病人如果身体冰冷看似死亡，有可能仍然活着；

在难以区别严重低体温和心脏骤停的情况下，可以尝试进行心肺复苏。

5. 几点小常识

身体冰冷的低体温症病人不一定会死亡，身体变暖时却有可能正走向死亡。

"保持干燥才能保命"，当低体温症病人停止肌肉颤抖时，提示已经进入非常危险的状态，立即换上干燥的内衣，或者塞进一件干的衣服、毛巾等到贴身处是最重要的。人们冷的时候常常会抑制不住颤抖，这是人体为了抵御寒冷的生理反应，通过这种反射会使身体产热增加，当停止运动后肌肉颤抖会停止，自身产热也就停止了，此时穿着运动后致湿的内衣会严重降温。

三、高原病

在海拔 3000 米以上的高原，由于气压低、氧分压低，人体会发生一系列缺氧综合征，称为高原病。一般发生在初进入高原 2 周内，症状有头晕头痛、心慌气短、食欲减退、疲倦乏力、恶心呕吐、腹胀腹泻、胸闷胸痛、眩晕眼花等。

高原病多发生于登山者、高原旅游者、进入高原的部队和职工，亦可见于久居高原者。发病的严重程度差异很大，取决于很多因素：如高原的高度、登高的速度、在高原停留的时间和个体的适应性等。如果平时没有规律的锻炼习惯，或突击锻炼后直接从平原进入高原，很容易就会出现高原反应。

（一）识别要点

首先，有进入高原或在高原居住史。

其次，急性高原病的临床表现。

急性高原反应：多发生在登山后 24 小时内，会出现头痛、头晕、心悸、气短，严重者有食欲减退、恶心、呕吐、失眠、胸闷等症状，查体可发现口唇轻度发绀及面部浮肿；

高原肺水肿：为急性非心源性肺水肿，可在到达高原 6~36 小时后出现，也有 10 天后才发病者，症状表现为头痛、胸闷、咳嗽、呼吸困难、不能平卧，严重者咳血性泡沫样痰，意识模糊，查体发现口唇、指尖发绀，听诊双肺满布水泡音，X线提示双肺野有片状或云絮状模糊阴影，肺门旁最显著；

高原脑水肿：很少见，但风险很高，非常容易导致死亡，症状表现为剧烈头痛、呕吐、神志恍惚、抑郁或兴奋、谵妄等，甚至出现抽搐、昏迷，查体瞳孔对光反应迟钝及病理反射阳性，检测脑脊液压力升高；

高原视网膜出血症：眼底可见视网膜血管扩张和血管周围火焰状或点状出血，偶可致视力障碍。

（二）药物治疗

目前，预防和治疗急性高原病的药物主要有乙酰唑胺、地塞米松。还有研究发现，布洛芬、硝苯地平、他达拉非和西地那非等也有效。

第一，乙酰唑胺是预防急性高原病的首选药物，可以在爬升过程中使用，达到目标海拔高度后，可以继续使用2~4天。如果开始从目标高度下降，就要停用了。但在治疗高原脑水肿时，乙酰唑胺只能作为辅助药物"打配合"。

第二，地塞米松在预防方面，主要适合乙酰唑胺不耐受或过敏的人，用法和乙酰唑胺一样。但在治疗高原脑水肿方面，它却是"主角"。

第三，布洛芬也有一定的预防作用，尤其当高原反应引起头痛等症状时，可以用它来缓解。

第四，硝苯地平能抑制肺血管的缺氧性收缩，是预防高原肺水肿的首选药物。

第五，他达拉非和西地那非都有肺血管扩张作用，也能预防高原肺水肿。可以在爬升过程中使用，达到目标海拔后可根据情况继续使用 4~7 天；如果开始从目标高度下降，就要停用了。

如果你想提前备上一些药作为预防，最好的办法是到了当地再找医院开具，因为高原地区医院防治高原反应一般都有丰富经验。

一旦发生高原反应，不要惊慌，可以在医生指导下对症使用上面的药物。在症状缓解前，不要急着去海拔更高的地方。如果药物治疗效果不好，特别是出现了高原肺水肿或脑水肿症状时，应该主动降到海拔更低的地方，紧急接受治疗。

（三）预防要点

对进入高原地区人员，应进行全面体格检查，凡有明显心、肺、肝、肾等疾病，高血压病 II 级及以上，严重贫血以及孕妇等均不宜进入高原地区。

登山应实行阶梯上升，逐步适应。初入高原者应减少体力劳动，以后视适应程度逐步增加体力活动及劳动强度。

（四）有七类人群不适合"高原游"

第一类，患有器质性心脏病、冠状动脉供血不足、显著心律失常、静止状态下心率在 100 次 / 分以上、严重高血压病和各种血液病伤病员。

第二类，患有各种呼吸系统疾病，如支气管扩张、哮喘、间质性肺病、慢性阻塞性肺疾病及其他各种呼吸功能不全、活动性肺结核者。

第三类，患有癔症、癫痫、严重神经衰弱、脑血管疾病者。

第四类，重症胃肠道疾病，如消化性溃疡活动期、慢性活动性肝炎、肾功能不全者。

第五类，糖尿病未控制及其他严重内分泌系统功能障碍者。

第六类，曾有过高原心脏病、严重高原昏迷、高原肺水肿病史者以及曾有症状明显的高原反应、高原高血压、高原红细胞增多症病史者。

第七类，高度近视或病理性近视者，因为低氧可诱发视网膜剥离从而导致失明。

四、叮咬和蜇伤

（一）毒蛇咬伤

如果有人被蛇咬伤，有时可以根据伤口颜色或咬痕识别蛇的种类。但如果无法确定，应假定蛇有毒。

1. 毒蛇咬伤的征象包括

咬伤部位疼痛且不断加剧；

咬伤部位肿胀；

恶心、呕吐、出汗或乏力。

现场安全：确保周围环境安全，尤其注意周围毒蛇的二次

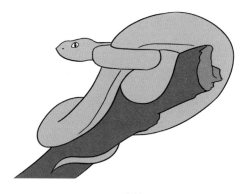

毒蛇

咬伤可能。一定绕开这条蛇，如果蛇已被杀死或受伤，也不要触碰，因为蛇在受重伤或濒临死亡时也可能咬人。

2. 毒蛇咬伤的特点及危害

无毒：咬伤往往症状轻微，伤口是一排小牙齿印，表现为外伤样出血；

有毒：咬伤往往是两个大牙印，局部出现水肿，出血，坏死，麻木，会伴有严重的全身症状。

含细胞毒素：可引起局部溃烂坏死，甚至残疾，如眼镜蛇；

含神经毒素：会引起四肢无力、吞咽困难，甚至呼吸停止、心跳停止，如眼镜王蛇、金环蛇；

含血液毒素：引起全身出血或者溶血，如尖吻蝮蛇、竹叶青蛇、圆斑蝰蛇；

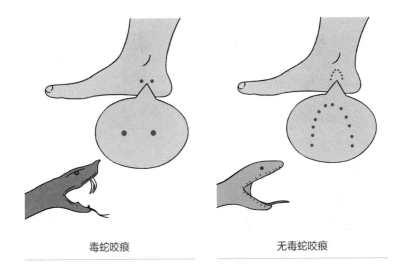

| 毒蛇咬痕 | 无毒蛇咬痕 |

3. 紧急处理方法

可以用止血带扎在近心端，尽量减缓毒液吸收，促进毒液排出。

千万不要用嘴吸，可以用手从近心端向远心端推 20 分钟使毒血排出，或者随身带着毒液真空吸取器，用负压将毒素吸出；

辨清蛇有毒或无毒，保持镇定，尽早脱险，不要为了报复蛇而要将它打死，激动和激烈活动都会让血液流速加快，受伤的身体最好保持不动，戴的手镯戒指尽早取下，避免肿胀后局部坏死；

使用针对神经毒素的蛇咬专用的压力固定包扎法（见下页图）；

及时呼救，如发生心脏骤停尽早开始心肺复苏；

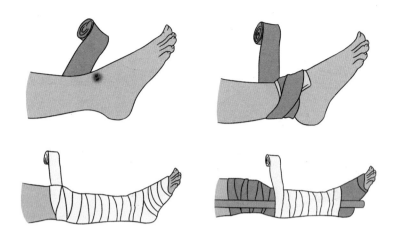

毒蛇咬伤的包扎

国外的指南认为，血清是唯一有效对抗蛇毒的方法；国产的季得胜蛇药片也有一定效果。

（二）犬咬伤

犬咬伤是指犬齿咬合、切割人体组织导致皮肤破损、组织撕裂、出血和感染等损伤，除了一般化脓性感染外，还可能引起狂犬病、破伤风、气性坏疽等特殊传染病。

1. 特点及危害

以外伤为主，可并发狂犬病。出现头痛、发热、厌食、怕风、恐水、咽肌痉挛等。潜伏期多数为 1~3 个月，首次出现症状可在 7~14 天内死亡，病死率几乎 100%。

2. 紧急处理方法

第一时间用肥皂水或在流动清水下冲洗伤口 15 分钟。冲

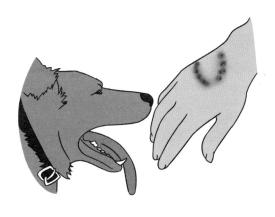

犬咬伤

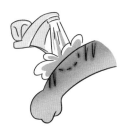

冲洗和清洗伤口

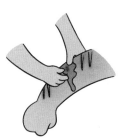

挤出伤口周围血液

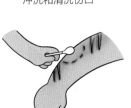

消毒处理伤口

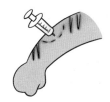

注射狂犬病免疫球蛋白

犬咬伤的处理步骤

洗时避免水流垂直于创面，以减少冲洗造成的组织损伤。一定要在 6 小时黄金时间内去医院就诊，进行清创和伤口缝合。及时接种狂犬病疫苗，必要时注射狂犬病免疫球蛋白、注射破伤风抗毒素。

（三）猫抓咬伤

1. 特点及危害

出血、疼痛、肿胀、发热、脓疮、皮疹、水疱，以及类似狂犬病、破伤风症状。

2. 紧急处理方法

用一定压力的肥皂水和流动清水交替冲洗伤口约 15 分钟，冲洗时水流宜与伤口成一定角度；

对于小而深的伤口，应扩创后进行冲洗；

对于污染严重的伤口，应使用稀碘伏或其他适用于皮肤和黏膜的消毒剂冲洗伤口内部；

最后，采用生理盐水冲去残留肥皂水或其他消毒剂；

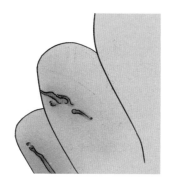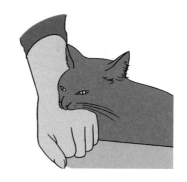

猫抓咬伤

及时到医院接种狂犬病疫苗及肌注破伤风抗毒素；

发生严重的猫抓咬后，如出现高热、伴发脑炎等，建议使用狂犬病被动免疫制剂和抗生素。

（四）蝎子蜇伤

1. 特点及危害

蝎子有一弯曲而尖锐的尾针与毒腺相通，刺入人体后可注入神经性毒液；

受伤处大片红肿并带有剧痛；

孩子被蜇伤后，可能出现寒战、高热、恶心呕吐、肌肉强直、呼吸增快、脉搏细弱，最终会因呼吸衰竭而死亡。

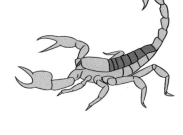

蝎子

2. 紧急处理方法

处理原则基本与毒蛇咬伤相同，按重症处理；

尽量减缓毒液吸收，促进毒液排出，可以用止血带扎在近心端，绑扎的松紧程度以阻断淋巴和静脉回流为准，即绑扎肢体远端动脉搏动略减弱，再以小刀、碎玻璃片等尖锐物品火烧消毒后"十"字形切开伤口，深达皮下，拔出毒针，用弱碱性液体，如肥皂水、淡氨水冲洗伤口，由绑扎处向伤口方向挤压排毒，持续 20~30 分钟，或用拔火罐法排毒；

可外用蛇药片，用水将药片调成糊状，在距伤口2厘米处外敷一圈，注意不要使药物进入伤口；

经过上述处理后，一般可松开近心端的绑扎带，若伤口周围皮肤红肿，可用冷毛巾或冰袋冷敷；

迅速送往医院救治；

如出现心脏骤停要立即心肺复苏；

警惕过敏性休克及感染破伤风。

（五）毒蜘蛛咬伤

1. 特点及危害

毒蜘蛛对人体的伤害，主要是由于蜘蛛通过唾液将毒素带入人体所产生的炎症反应；

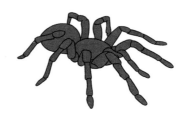

毒蜘蛛

被蜘蛛咬伤后，局部很快会出现红肿、瘙痒、疼痛等不适症状，严重者可有全身软弱无力、头晕、恶心、呕吐、昏迷、休克等。

2. 紧急处理方法

快速辨别毒虫、尽快脱险、保持镇定；

尽量减缓毒液吸收，促进毒液排出，首先应该对伤口进行处理，可用1：5000高锰酸钾液清洗局部，外涂3%的氨水或碘伏；

也可外用蛇药；

迅速送往医院救治；

如出现心脏骤停要立即心肺复苏；

警惕过敏性休克及感染破伤风。

（六）蜜蜂蜇伤

1. 特点及危害

轻微疼痛、瘙痒或肿胀；

严重过敏反应；

毒物入体引起中毒。

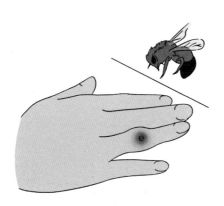

蜜蜂蜇伤

2. 紧急处理方法

用硬而钝的物体刮出而不是挤出螯刺和毒素，比如用信用卡或身份证；

用流水和肥皂水清洗蜇伤区域；

冰敷（不超过 20 分钟）；

若发生严重过敏反应，尽快使用肾上腺素。

（七）蜱虫咬伤

1. 特点及危害

通常在林地；

严重程度与蜱虫停留在人体表面的时间有关系；

可能引起多器官功能衰竭而死亡。

2. 紧急处理方法

要用镊子夹住蜱虫的嘴或头，尽量贴近皮肤，直接上提，保持张力停留几秒钟，避免挤压蜱虫尤其是腹部；

流水或肥皂水清洗伤口；

如当地有蜱虫传播疾病，一定尽快就医。

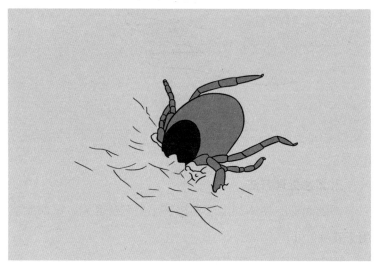

蜱虫咬伤

（八）海蜇等海洋生物咬伤

1. 特点及危害

轻者伤口疼痛、肿胀、发红或出血；

严重情况可能出现过敏反应或引起中毒甚至死亡；

常见于海蜇、黄貂鱼，石鱼。

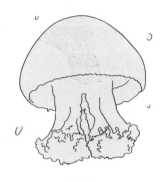

海蜇

2. 海蜇蜇伤紧急处理方法

保持镇静、尽量制动；

首先应该将刺激性的海蜇刺丝剔除，可以用拔毛钳拔除或者将沙子敷在患处，用纸板或塑料板刮掉；

然后用热水冲洗伤口，水温不低于 45℃，最好是 50℃；

最后再用酒精消毒；

严重过敏及中毒，则要立即拨打急救电话 120。

（九）蚂蟥咬伤

1. 特点及危害

蚂蟥咬伤是以吸盘吸附于人体皮肤上，并逐渐深入皮内吸血；

被叮咬部位常发生水肿性丘疹，不痛。

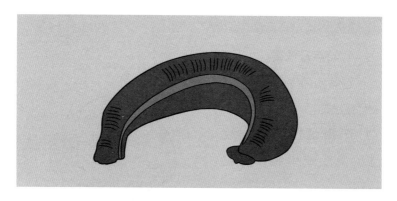

蚂蟥

2. 紧急处理方法

蚂蟥吸附于皮肤时切不可强拉，否则蚂蟥吸盘将断入皮内引起感染；

可用手掌或鞋底用力拍击，经过剧烈的震打以后，蚂蟥的吸盘和颚片会自然放开；

可用食醋、盐水涂擦叮咬处，蚂蟥就会放松吸盘而脱落。

（十）蜈蚣咬伤

1. 特点及危害

被蜈蚣咬伤后伤口是一对小孔，局部表现为剧烈疼痛、瘙痒，全身表现为头痛、发热、恶心呕吐、抽搐及昏迷等；

若被大蜈蚣咬伤，甚至会造成局部组织坏死。

2. 紧急处理方法

若无法立即就医，可先用肥皂水、石灰水、小苏打水等碱性液体冲洗伤口，以中和蜈蚣的酸性毒液；

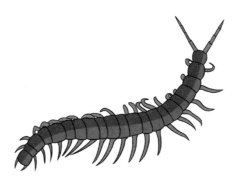

蜈蚣

然后包扎，切勿用碘酒或消毒水涂抹伤口。

1. 特点及危害

恙虫叮咬人时会分泌一种酶使人麻痹，所以叮咬后98%都会产生焦痂，主要分布在腋窝、腹股沟、会阴部及肛门周围等隐蔽、潮湿且有汗味的部位；

恙虫病首发症状是高热，叮咬起初留下红色丘疹，潜伏期约4~21天，丘疹会成为水疱，随后形成黑褐色焦痂；

恙虫病发作，体温可达38.5℃~41℃，出现全身浅

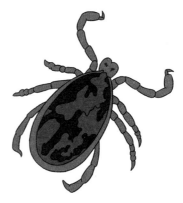

恙虫

表淋巴结肿大，以焦痂临近的局部淋巴结最为明显。

2. 紧急处理方法

如果野外活动后出现长时间高热不退，且腰、腋窝、腹股沟等处发现焦痂，应及早就医。

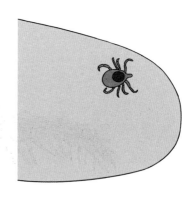

恙虫叮咬

（十二）隐翅虫叮咬

1. 特点及危害

4~5 月可见部分早发病例，多发季节为 8~9 月；

发病对象以群体为主，散在病例极少；

患者的损害部位多为颈、面部及四肢裸露部位；

皮肤损害类型以点条状、点或点片状为主；

临床表现为烧灼感、灼痛、皮肤发红、渐至紫红色，出现大小不等的灰白色脓疱，扩展成片或条状脓疱、结痂。

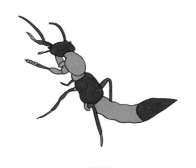

隐翅虫

2. 紧急处理方法

避免接触，如遇隐翅虫落在皮肤上，千万不要在皮肤上拍死它，而应把它弹走；

夜间应关好纱窗，睡眠时放下蚊帐，以免隐翅虫进入；

被咬后用肥皂水反复清洗受损皮肤，用 4% 苏打溶液或 10% 的氨水反复擦抹受损皮肤，中和毒素；

出现疱疹后可口服抗组胺药及抗生素，局部外用糖皮质激素。

五、中毒

（一）食物中毒

食物中毒有两大类：细菌性食物中毒和非细菌性食物中毒，常见的是食用被细菌污染的食物而引起的细菌性食物中毒，表现为急性胃肠炎的特点（恶心、呕吐、腹痛腹泻，而且呕吐和腹泻比较剧烈）。

现场急救的先后顺序应该为：尽可能辨别毒物类型；应对毒性发作反应；给急救中心打电话。

1. 识别要点

有明确的食物或植物食用史；

食用后短时间内出现恶心、呕吐、腹痛、腹泻、头晕等不适。

2. 现场急救

立即停止食用可疑食物；

在等待救援人员到达前，如伤者清醒，可自行反复催吐，用手指或者筷子按压舌根部，喝浓盐水也可以起到催吐作用；

有条件时可以立刻喝一些淘米水，因淘米水含有大量的维生素 B 以及淀粉粉末，能够吸附体内的毒素，达到减轻中毒症状的作用，减缓毒素对人体的侵害；

如食用中毒食物量少，症状轻微，可自行观察；如症状严重，须及时就医；

频繁呕吐和腹泻会引起身体脱水，如果脱水较轻，伤者精神状态较好，可以卧床休息，暂时禁食 6~12 小时，多喝些加糖的淡盐水，以补充体内的无机盐和水分；

如果脱水严重，伤者精神萎靡、发烧、出冷汗、面色苍白甚至休克，要让伤者平卧，双脚抬高，以保证重要脏器的血液循环，尽快呼叫急救车送医院；

保留吃剩的食品，带到医院以协助诊断。

（二）急性重金属中毒

1. 急性汞（水银）中毒

汞（水银）中毒是指过量摄入汞元素引起机体理化损伤，非职业接触常为误服误用，多经消化道进入体内，如误服无机汞化合物，或用含汞药物过量（如朱砂）以及汞污染食物等。急性汞中毒表现为口内金属味、头晕、恶心、腹泻，严重者情绪激动、失眠，甚至抽搐、昏迷。

（1）识别要点

有可疑的汞（水银）大量吸入或误服史；

在吸入或误服汞（水银）后短时间内出现上述症状。

（2）现场急救

吸入汞蒸气应立即脱离汞接触；

症状明显时应拨打急救电话 120，立刻就医；

摄入腐蚀性无机汞不应胃肠灌洗，禁止催吐；

经消化道摄入者可饮用蛋清、牛奶或豆浆保护胃黏膜。

特别提示：如意外摄入体温表中的金属汞，无需特殊处理，可回家观察，如有不适再行就诊。

2. 急性铅中毒

急性铅中毒多因误服，经消化道吸收引起。伤者服含铅化合物 4~6 小时后（个别可长至 1 周）出现恶心、呕吐，呕吐物为白色奶块状，口内有金属味、腹绞痛、腹泻、解黑便、血压升高，少数伤者发生消化道出血和麻痹性肠梗阻。严重者中毒数日后出现贫血、中毒性肾炎、中毒性肝炎、多发性周围神经病变和铅毒性脑病。

（1）识别要点

有可疑的铅及其化合物大量吸入或误服史；

在吸入、误服铅或其化合物后短时间内出现上述症状。

（2）现场急救

污染皮肤宜彻底清洗，吸入中毒者宜迅速脱离有毒环境；

症状明显时应拨打急救电话 120，立刻就医；

如伤者清醒，可自行用手指或者筷子按压舌根部反复催吐；

经消化道摄入者可饮用蛋清或牛奶保护胃黏膜；

可用药物（硫酸镁或硫酸钠）导泻促进毒物排出。

（三）农药中毒

随着农药的长期、广泛和大量使用，人们在生产性、实用性、生活中都会因接触不当导致农药中毒。本病好发于农药生产、使用者，可由情绪失控服食农药诱发。中毒者轻则表现为头痛、头昏、恶心、倦怠、腹痛等，重则出现痉挛、呼吸困难、昏迷、大小便失禁，甚至死亡。

1. 识别要点

有明确或疑似的农药吸入接触史或自服、误服史；

服用农药中毒，呼出的气味可呈蒜臭味，或者周身沾有农药时呈蒜臭味，要考虑有机磷农药的可能；

根据临床表现突然出现发绀、呕吐、昏迷、惊厥、呼吸困难、休克而原因不明者。

2. 现场急救

尽快让中毒者离开现场，对中毒严重者采取急救措施并尽快就近送至医院，必要时拨打急救电话120；

不慎吸入农药后，应立即到空气新鲜的地方，解开衣领、腰带，保持呼吸道通畅；

农药沾于皮肤时，应脱去农药污染的衣服，及时用清水及肥皂水冲洗，当农药进入眼睛里时，应该用大量的水进行冲洗，一般需要冲洗15分钟左右；

吞服农药引起中毒时，应立即催吐并及时就医。

如果中毒者呼吸停止，应及时进行人工呼吸，直到中毒者能自主呼吸为止，对农药熏蒸剂中毒只能给氧，禁止人工呼吸。

3. 特别提示

第一，受到敌百虫污染时不能用肥皂擦洗，以免敌百虫遇碱后转化为毒性更高的敌敌畏。

第二，将伤者送医时带上农药包或者标签。

（四）酒精中毒

急性酒精中毒，也称"醉酒"，主要是由于短时间摄入大量乙醇或含乙醇饮料后出现的中枢神经系统功能紊乱状态。伤者多表现为行为和意识异常，也可伴随呕吐等其他系统症状。单纯的急性酒精中毒一般预后较好，严重者可损伤脏器功能，导致呼吸、循环衰竭，危及生命。成人纯酒精致死量一般约为 250~500 毫升，幼儿致死量是 25 毫升。

1. 识别要点

有明确的大量酒精饮用史；

伤者呼出的气体或衣物上可闻到明显的酒精味道。

2. 现场急救

轻度醉酒者，可让其静卧，最好是侧卧，以防吸入性肺炎，注意保暖，治疗可用柑橘皮适量，焙干，研成细末，加入食盐少许，温开水送服，或饮绿豆汤；

重度酒精中毒者，应用筷子或勺把压舌根部，迅速催吐；

伤者处于昏迷状态，出现脸色苍白、皮肤湿冷、口唇微紫、心搏加快、脉搏细弱或不能触及时，应立即就医或者拨打急救电话 120。

3. 特别提示

第一，对酒精过敏的人群，注意避免摄入含有酒精的药物、食物以及饮料。

第二，若服用头孢菌素类的药物，一周内不要喝酒。

（五）亚硝酸盐中毒

亚硝酸盐中毒多因误食亚硝酸盐而引起，亚硝酸盐多存在于腌制的咸菜、肉类、不洁井水和变质腐败蔬菜等。常为群体性中毒，其主要表现为发绀、胸闷、呼吸困难、呼吸急促、头晕、头痛、心悸、血压下降、休克等。亚硝酸盐中毒潜伏期一般为 1~3 小时，肠源性者可短至 10~15 分钟，长者可达 20 小时，轻重程度与摄入量有关。主要通过急症治疗和药物治疗进行治疗，预后较好。

1. 识别要点

有明确的大量腌制食物服用史；

组织缺氧的表现，首先出现显著发绀，口唇、颜面、指甲尤甚，还可出现精神不振、头痛、反应迟钝、嗜睡、呕吐、腹泻，严重者昏迷、呼吸衰竭。

2. 现场急救

伤者中毒症状较轻时，首先要进行催吐，同时多喝水、加强排泄；

伤者中毒症状非常严重时，要立即送往医院进行处理。

3. 特别提示

第一，蔬菜应妥善保存，防止腐烂，不吃腐烂的蔬菜；食剩的熟菜不可在高温下存放长时间后再食用。勿食大量刚腌的菜，腌菜时盐应多放，至少腌至 15 天以上再食用。

第二，不要在短时间内吃大量叶菜类蔬菜，或先用开水焯 5 分钟，弃汤后再烹调。

第三，苦井水勿用于煮粥，尤其勿存放过夜。

第四，可以让伤者多吃点大蒜或者橘子，这些食物中所富含的营养成分可以帮助抑制亚硝酸盐的致癌作用。

（六）煤气中毒

煤气中毒在医学上称作一氧化碳中毒。一氧化碳（CO）是含碳物质在不完全燃烧时产生的一种无色、无味的窒息性气体。吸入较高浓度的一氧化碳可造成人体组织严重缺氧，机体出现中毒症状。轻者头昏头痛，恶心呕吐，重者造成肺水肿、脑水肿或者心肌受损，引起心律失常或者呼吸肌麻痹，导致生命危险。部分伤者意识障碍恢复数日后会出现迟发性脑病。

1. 识别要点

有明确或可疑的煤气中毒情况，如发生在特定的环境，有产生煤气的条件；

机体出现缺氧等中毒症状，如头昏头痛、恶心呕吐、心律失常或者呼吸困难，可能出现的特征性体征：口唇、皮肤呈樱桃红色。

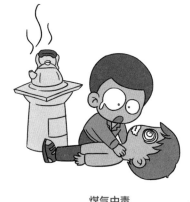

煤气中毒

2. 现场急救

迅速将伤者移离中毒现场，转移到空气新鲜的地方，终止一氧化碳继续吸入；

注意保暖，保持呼吸道通畅并卧床休息；

若煤气中毒伤者处于昏迷状态，应保持平卧并且头偏向一侧，以防呕吐物进入气管而导致窒息，适当解开伤者衣领，避免其对气管产生束缚。

3. 特别提示

第一，吸烟可使血液碳氧血红蛋白浓度升至 5%~6%，连续大量吸烟可致一氧化碳中毒；

第二，开车时，不要让发动机长时间空转；车在停驶时，不要过久地开放空调机；即使是在行驶中，也应经常打开车窗，让车内外空气流通。

（七）急性镇静催眠药物中毒

急性镇静催眠药物中毒在临床中较为常见，主要包括苯二氮卓类镇静催眠药物，还有巴比妥类、吩噻嗪类以及非巴比妥非苯二氮卓类镇静催眠药中毒。镇静催眠药对中枢神经系统有抑制作用，具有安定、松弛横纹肌及抗惊厥效应，过量可致中毒，抑制呼吸中枢与血管运动中枢，导致呼吸衰竭和循环衰竭。病人可以出现走路不稳、胡言乱语、嗜睡、昏睡，严重者可能出现抽搐，甚至昏迷。

1. 识别要点

有明确的大量镇静催眠药物服用史；

表现为中枢神经系统抑制，如走路不稳、胡言乱语、嗜睡、昏睡、抽搐等。

2. 现场急救

如果伤者清醒，可以给一些温水或盐水，可自行用手指或者筷子按压舌根部反复催吐；

如果伤者已处于昏迷状态，则表明中毒严重，此时，伤者不能自行呕吐，应立即拨打 120 呼叫救护车或将病人送往医院；

密切观察伤者的呼吸和脉搏，并保持呼吸道畅通，昏迷的伤者保持侧卧，以防呕吐时发生误吸。

3. 特别提示

将伤者送医时记得带上剩余的药物和药物包。

六、溺水

如果发生溺水，5 分钟内进行及时有效救治，生还比例高达 50% 以上；6 分钟后死亡率直线上升；10 分钟以上脑死亡率达 100%。

1. 溺水的表现

落水时间短者，或人体吸入水量达 2.2 毫升 / 千克时，可出现轻度缺氧现象，表现为口唇、四肢末端青紫，面部肿胀，四肢发硬，呼吸表浅。

人体吸入水量在 10 毫升 / 千克以上者，1 分钟内可出现低氧血症，落水时间长者，可出现严重缺氧。表现为面色青紫，口鼻腔充满血性泡沫或泥沙，四肢冰冷，昏迷，瞳孔散大，呼吸、心搏停止。

溺死者多呈面色青紫、两眼红肿，口腔、气管、胃及肺内有很多泡沫，上腹部膨隆，皮肤肿胀，全身冰冷。

另有一种溺水者因落水后惊慌而迅速昏迷，或因冷水强烈刺激而引起喉头痉挛和声带关闭导致呼吸、心搏停止，虽肺内进水不多，亦可致死。

2. 溺水的急救

溺水者能否存活主要取决于两个因素：一，溺水者是否可以迅速离开水面；二，溺水者是否得到适当的复苏救援。

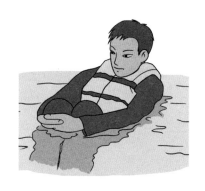

大多数溺水幸存者都是在现场得到了及时救治，如现场接受心肺复苏。如果未

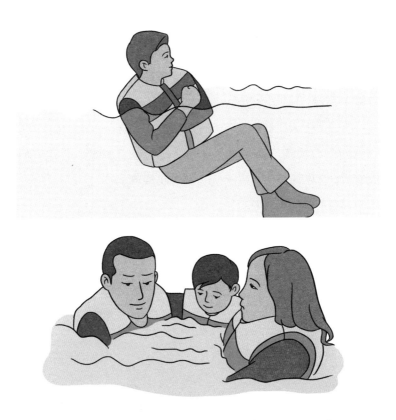

得到及时救护，即便后续采用先进的生命支持手段，也很难挽救溺水者的生命。

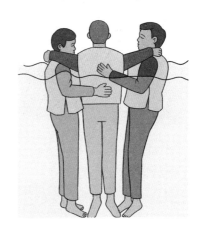

因此，心肺复苏是抢救呼吸、心搏骤停溺水者的关键措施，抢救溺水者的心肺复苏操作应按照 A-B-C(打开气道 - 人工呼吸 - 胸外按

压）的顺序进行。

（1）A 打开气道。

把溺水者救上岸后，应迅速清理口鼻异物（如淤泥、杂草等），保持呼吸道通畅。

（2）B 人工呼吸。

对于心搏骤停者，立即给予 2~5 次人工呼吸，然后开始以 30：2 的按压/通气比例实施心肺复苏。

（3）C 胸外按压。

同普通心肺复苏步骤。

（4）D 自动体外除颤器 (AED)

注意：使用 AED 时，如果溺水者胸部有水，需要先擦干胸部皮肤，再使用 AED。

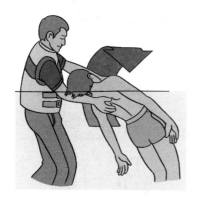

1. 用手臂夹住病人的头和颈部

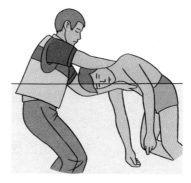

2. 把伤员翻转过来

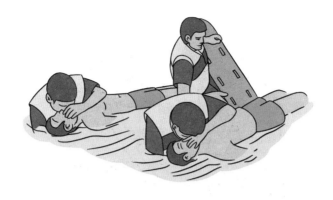

3. 打开气道和人工吹气

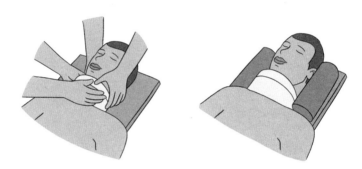

4. 提供可靠的颈部固定

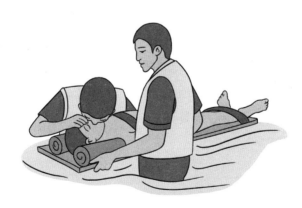

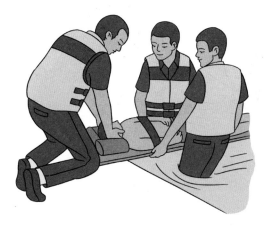

5. 采用木板或浮力担架移送病人

溺水的急救

特别注意：淹溺急救不要控水！

水不会成为阻塞呼吸道的物体，没必要控水！控水操作可能使溺水者胃内容物流出堵塞呼吸道，也会延误心跳停止患者开始心肺复苏的最佳时机。

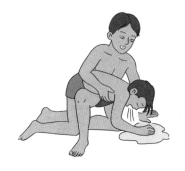

控水急救不科学，容易造成二次伤害

七、烧伤

（一）热力烧伤（火焰、蒸汽、高温液体、高温金属等）

尽快脱离致热源，尽快脱去着火或沸液浸湿的衣物，特别是化纤衣服，用水将火浇灭或跳入附近水池中；

就地打滚压灭火焰，切忌站立或奔跑呼叫；

尽快离开密闭或通风不良的现场，以免发生吸入性损伤和窒息；

冷疗，比如用大量清洁水冲洗降温；

保护创面、防治感染，疼痛明显者，在循环呼吸稳定时适当使用药物止痛，中重度烧伤应保持呼吸通畅，建立静脉通道，并进行合理补液，防止休克。

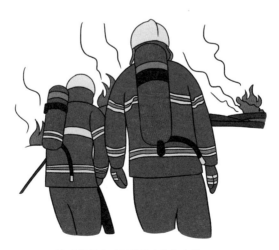

消防员救火时更易发生烧伤事件

（二）化学烧伤（硫酸等）

立即脱离致伤地点；

立即用大量清洁水冲洗，并将沾有化学物质的衣物、鞋袜迅速脱掉，水量应足够大，冲净创面残留的酸碱物质，切不可用弱碱性物质中和；

头面部烧伤应优先冲洗，如硫酸入眼，必须撑开或翻开眼皮并用大量流水冲洗，连续冲洗 15 分钟，冲洗后立即送医院。

八、电击伤

立即切断电源，切不可在未切断电源时接触伤者；

如伤者意识丧失、心跳呼吸骤停，应拨打急救电话120，并立即开始心肺复苏；

如伤者清醒，应立即送往医院检查处理，以了解心脏受损情况。

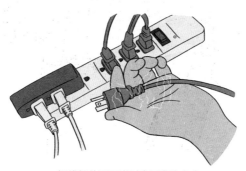

插线板使用不当时容易发生电击

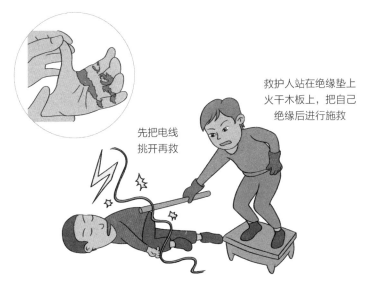

先把电线
挑开再救

救护人站在绝缘垫上
火干木板上，把自己
绝缘后进行施救

电击伤施救方法

参考文献

[1] 纳特比姆 . 院前急救医学 ABC[M]. 上海：上海科学技术出版社，2016.

[2] McIntosh Scott E,Freer Luanne,Grissom Colin K,et al.Wilderness Medical Society Clinical Practice Guidelines for the Prevention and Treatment of Frostbite：2019 Update[J].Wilderness Environ Med,2019,30：S19-S32.

[3] 戴晶，金红旭 . 冷损伤的预防与诊治——《2020 年中国寒冷损伤预防与诊疗专家共识》解读 [J]. 中华急诊医学杂志，2021,30(8)：924-928.

[4] Luks Andrew M,Auerbach Paul S,Freer Luanne,et

al.Wilderness Medical Society Clinical Practice Guidelines for the Prevention and Treatment of Acute Altitude Illness：2019 Update.[J]. Wilderness Environ Med,2019,30：S3-S18.

[5] 陈瑞丰，陈庆军，于学忠，赵晓东，刘明华 . 中国犬咬伤治疗急诊专家共识 (2019)[J]. 中国急救医学，2019,39(9)：819-824.

[6] 皮帕·基奇 . 图解家庭安全与急救手册 [M]. 北京：北京出版社，2014.

[7] 韩春茂，王新刚 .《国际烧伤协会烧伤救治实践指南》2018 版解读 [J]. 中华烧伤杂志，2021,37(2)：196-200.

第六章
常规战伤救护

一、通气技术

（一）手指掏出法

【适用时机】口咽异物造成的气道阻塞。

【操作方法】将伤者头偏向一侧，打开口腔；用食指从上口角贴颊部伸入伤者口咽，掏出异物。

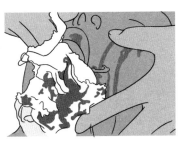

手指掏出法

【注意事项】

对疑似颈椎损伤的伤者严禁搬动头部；

掏出异物时，禁止从口腔中央伸入手指，防止将异物推向深处，加重气道阻塞。对于牙关紧闭伤者，清理呼吸道时应避免咬伤手指。

（二）鼻咽通气管通气法

【适用时机】舌根后坠的昏迷患者。

【操作方法】

伤者取平卧位，头后仰；

清除伤者鼻腔分泌物；

测量鼻咽通气管插入长度，一般以鼻尖至耳垂的距离为宜；

润滑管道；

鼻咽通气管弯曲朝下，从一侧鼻孔插入，沿鼻腔向内缓慢推送至测量的插入长度为止；

检查管口是否有气流。

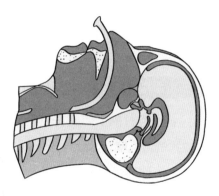

鼻咽通气管

【注意事项】

及时清除鼻腔分泌物，防止发生误吸；

伤者疑有创伤性颅脑损伤或颅底骨折，如从耳、鼻流出透明液体（脑脊液），则禁用此法。

（三）仰头提颏法

【适用时机】维持昏迷伤者气道通畅。

【操作方法】伤者仰卧，手掌外缘下压伤者额头；另一只手抬起下颌，使其头部后仰至下颌角和耳垂连线与地面垂直，并打开口腔。

【注意事项】有面部伤或下颌骨折的伤者禁用此法。疑似颈椎损伤伤者固定后再开通气道。

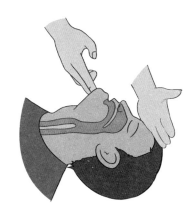

仰头提颏法

（四）气胸封闭法

【适用时机】开放性气胸伤口封闭。

【操作方法】打开包装袋，用纱布擦拭伤口周围血迹；取下胸部密封贴贴膜，贴于伤口，使密封贴贴紧皮肤。

【注意事项】

伤口封闭要迅速，封闭应紧密，防止漏气，条件允许时，可用绷带或三角巾进行保护性包扎；

搬运过程中注意伤者体位（伤侧朝下，以利呼吸）；

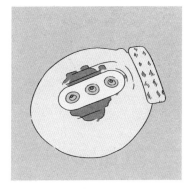

气胸封闭法

伤口封闭后，应注意观察是否有呼吸困难，防止张力性气胸的发生。

【操作技巧】无胸部密封贴时，可用急救包扎包包装皮内侧无菌面封闭伤口，再用急救包扎包或三角巾加压包扎，进行气胸封闭。

（五）恢复体位

【适用时机】无意识伤者。

【操作方法】将伤者一手放在头下，另一手跨过胸部，抓住伤者对侧肩部和髋部，向未受伤一侧翻转，使受伤一侧在上方，并弯曲膝盖。该体位可防止无意识伤者舌后坠或发生误吸而堵塞气道。

【注意事项】将伤者侧卧于未受伤的一侧，受伤侧朝上。

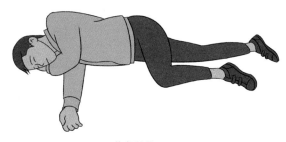

恢复体位

二、止血技术

（一）旋压式止血

旋压式止血带由自粘带、绞棒、固定带和扣带环构成，具有止血效果确切、不易损伤皮肤、操作简单快捷等优点，便于自救互救。

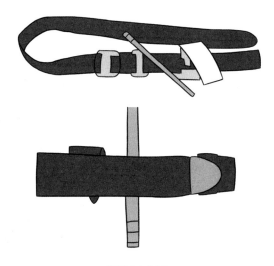

旋压式止血带

【适用时机】四肢大出血。

【操作方法】

止血带置于伤口上方（即近心端）5~10 厘米，避开关节，环绕肢体一周，将自粘带插入扣带环内；

拉紧自粘带，反向粘紧，转动绞棒，直至出血基本停止；

将绞棒卡入固定夹内，多余自粘带继续缠绕后，用固定带封闭；

记录止血时间，自救时，可预先将自粘带插入扣带环内成环状，套于伤肢，快速止血。

【注意事项】

止血带要扎在伤口上方；

扎止血带松紧要适度，以远端出血基本停止为宜，训练时以摸不到远端脉搏为宜；

为防止肢体缺血坏死，止血带使用时间不宜超过 2 小时，非卫生人员不得擅自松解止血带。

【操作技巧】

战时伤者多处出血或无法明确出血部位时，止血带应"高而紧"地绑扎在靠近肢体近心端的位置；

战时出现一条止血带无法成功止血的情况，应在第一条止血带的近心端使用第二条止血带。

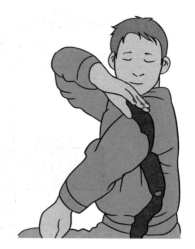

旋压式止血带

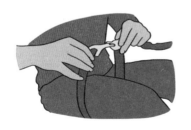

1. 将旋压式止血带套入伤肢

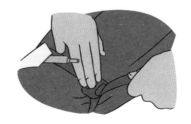

2. 拉紧自粘袋

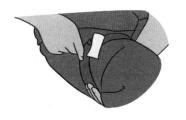

3. 反向粘紧

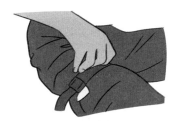

4. 转动绞棒

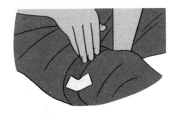

5. 固定绞棒

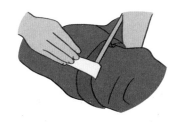

6. 封住绞棒

旋压式止血

（二）绞棒止血

没有制式止血器材时，可根据战场实际情况就地取材，使用三角巾、布条、木棍等进行绞棒止血。

【适用时机】四肢大出血。

【操作方法】

将三角巾折叠成条带状，在伤口上方 5~10 厘米处环绕肢体两周，打一活结；

将绞棒插入活结下方偏外侧，提起、绞紧，至出血基本停止；

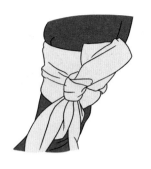

条带打活结

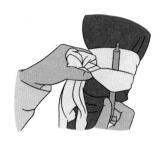

提起插入绞棒

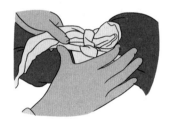

绞棒绞紧

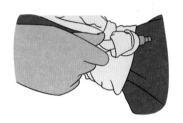

活结固定绞棒

绞棒止血

使用活结环固定绞棒。

【注意事项】

转动绞棒时，应先将绞棒向上提起而后绞动；

松紧要适宜，以出血基本停止为宜。

三、包扎技术

（一）急救止血绷带

急救止血绷带是用于加压包扎止血的新型常用器材，由自粘弹性绷带、固定钩、敷料垫构成。敷料具有促进凝血、抗感染等功效，且不粘连伤口。

【适用时机】缓慢流出或渗出状出血。

【操作方法】以四肢止血为例。

敷料覆于伤处；

用力拉紧自粘绷带环形缠绕，将敷料完全覆盖；

固定钩固定。

【注意事项】若止血绷带很快被血液浸透，表明出血严重，应尽快使用止血带。

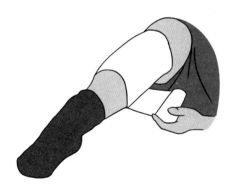

急救止血绷带包扎

（二）急救包扎包"十"字包扎法

【适用时机】头面部创伤。

【操作方法】

敷料覆于伤处；

绷带经下颌环绕头部一周，卡入加压环后反折；

拉紧绷带继续缠绕一周后，经眉上横向缠绕；

固定钩固定。

【注意事项】

缠绕时应避免压迫气管及遮盖伤者的眼和口；

可将压迫颈部较宽的绷带外翻兜住下颌，解除压迫。

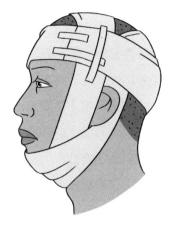

急救包扎包"十"字包扎法

（三）急救包扎包"8"字包扎法

【适用时机】肩、臀、腹股沟部创伤。

【操作方法】以肩部为例。

敷料覆于伤处；

绷带经腋下环绕肩部一周，卡入加压环后反折；

拉紧绷带继续缠绕一周，经对侧腋下返回，行"8"字缠绕；

固定钩固定。

【注意事项】绷带绕经伤处时应充分拉展，以对伤口施

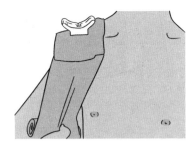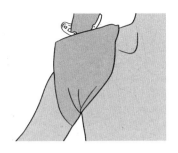

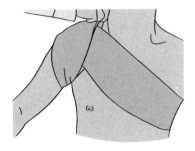

"8"字包扎法

加压力。

（四）急救包扎包环形包扎法

【适用时机】胸、腹和四肢部创伤。

【操作方法】以腹部为例。

敷料覆于伤处；

将绷带缠绕伤口一周，卡入加压环后反折，拉紧绷带继续缠绕数周；

固定钩固定。

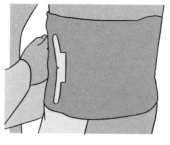
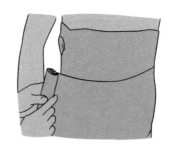
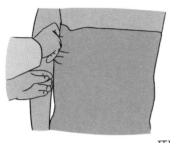

环形包扎法

（五）三角巾帽式包扎法

【适用时机】颅顶部创伤。

【操作方法】

敷料覆于伤处；

将三角巾底边反折 1~2 厘米，置于眉弓上缘，顶角垂于枕后；

拉紧底边，经双侧耳上于枕后交叉，压住顶角；

绕至额部打结；

将顶角严密卷入交叉处并压紧。

【注意事项】

三角巾底边反折不可过宽，以免减少三角巾有效包扎

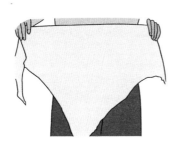

打开包装

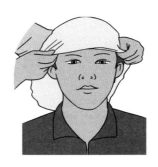

底边中点置于眉间上部

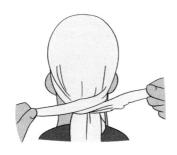

左右底边在枕外隆突下方交叉

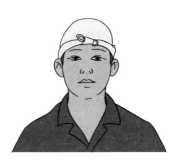

额部打结

三角巾帽式包扎法

面积；

额前打结位置不宜过高，防止滑脱。

【操作技巧】光线不佳时，可以通过触摸眉弓、耳、枕外隆突来定位。

（六）三角巾燕尾式包扎法

燕尾角、双燕尾式、蝴蝶式

【适用时机】肩部、侧腹部、腹股沟、臀部创伤。

【操作方法】以单肩为例。

敷料覆于伤处；

三角巾折成燕尾式，顶角朝后，后角压前角，后角大于前角；

燕尾夹角对准伤者颈部，平铺于敷料上方；

拉紧两燕尾角于对侧腋下打结，再将燕尾底边环绕上臂上 1/3 处打结。

【注意事项】打结要牢固，包扎松紧适宜。

（七）三角巾一般式包扎法

【适用时机】胸部、腹部、背部创伤。

【操作方法】以胸部为例。

敷料覆于伤处；

三角巾底边内折 1~2 厘米，压住敷料，顶角朝上，对准伤侧锁骨中线；

拉紧两底角相遇打结；

顶角系带越过伤侧肩部，与底边一并打结。

【注意事项】包扎时不宜直接牵拉系带，以免拉断。

【操作技巧】腹部伤伤者取屈膝卧位，以减轻腹部张力。

（八）三角巾眼部包扎法

【适用时机】眼部创伤。

【操作方法】

将三角巾折成三指宽的带形；

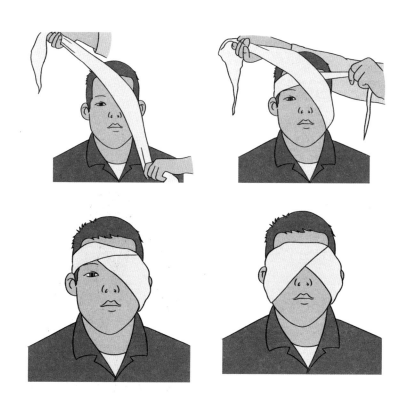

眼部创伤包扎法

上三分之一盖住伤眼，下三分之二从伤侧耳下端反折经枕后绕至健侧；

在健侧眼上方前额处反折至健侧耳下再反折，转向伤侧耳上打结固定。

【注意事项】

单眼包扎时，三角巾折成条带经健侧耳上绕行；

禁止揉搓伤眼或对眼部施压。

四、固定技术

（一）前臂骨折卷式夹板固定法

【适用时机】前臂骨折。

【操作方法】

伤臂屈肘约 90°；

夹板塑形后置于伤臂两侧，骨突出部位加衬垫；

取条带分别固定骨折两端；

三角巾包绕骨折两端关节，将伤臂悬吊于胸前。

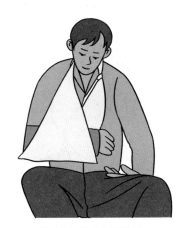

前臂骨折卷式夹板固定法

【注意事项】

夹板长度要跨过肘、腕关节；

三角巾大悬吊时，顶角朝向肘关节，前托腕，后托肘；

固定松紧度适宜，过松达不到制动效果，过紧影响血液循环。

【操作技巧】

没有卷式夹板时可就地取材，用木棒、树枝代替；

可用绷带从骨折远端缠绕至肘关节实施固定。

（二）小腿骨折卷式夹板固定法

【适用时机】小腿骨折。

【操作方法】

夹板塑形后置于小腿内、外侧；

上端超过膝关节至少10厘米，下端跨过踝关节，多余部分沿足底反折；

骨突出部位加衬垫，用条带依次固定骨折上、下端和膝关节，"8"字形固定踝关节。

【注意事项】

夹板长度要跨过膝、踝关节；

固定松紧度适宜，过松达不到制动效果，过紧影响血液循环。

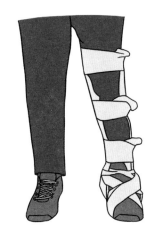

小腿骨折卷式夹板固定法

【操作技巧】

没有卷式夹板时可就地取材，用木棒、树枝代替；

可用绷带从骨折远端缠绕2~3圈，在踝关节处做"8"字缠绕，后自下而上缠绕至膝关节上端约10厘米。

（三）骨折健肢固定法

1. 上臂骨折健肢固定

【适用时机】上臂骨折。

【操作方法】

三角巾顶角朝上包绕肩、肘关节后，将上臂固定于躯干；

用三角巾条带将前臂悬吊于胸前。

【注意事项】

固定用三角巾高度与肱骨长度相当；

尽快转换为夹板固定。

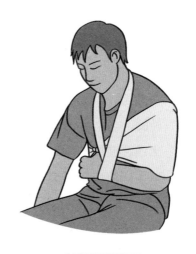

上臂骨折健肢固定

2. 小腿骨折健肢固定

【适用时机】小腿骨折。

【操作方法】使负伤人员两腿并拢，在膝、踝关节和两小腿间填充衬垫；以健肢替代夹板，用条带依次固定骨折上、下端和膝关节，"8"字形固定踝关节。

3. 前臂骨折衣襟简易固定法

【适用时机】前臂骨折。

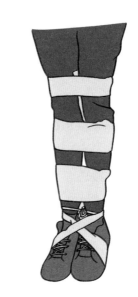

小腿骨折健肢固定

【操作方法】

伤肢屈肘约90°，贴于胸前；

伤侧衣襟向上反折，包绕伤肢，扣于对侧衣襟，也可将伤侧袖口纽扣扣于对侧衣襟。

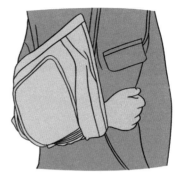

前臂骨折衣襟简易固定法

4.小腿骨折树枝固定法

【适用时机】小腿骨折。

【操作方法】将树枝置于小腿外侧，其余操作同夹板固定法。

【注意事项】

树枝的长度应该跨过相邻关节；

若只有一根树枝，应置于外侧（前臂置于掌侧），若有两根树枝，应置于内外两侧。

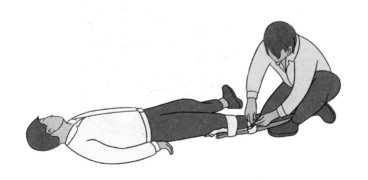

小腿骨折树枝固定法

五、搬运技术

（一）侧身匍匐搬运法

【适用时机】外部环境威胁较大，遮蔽物较低，短距离搬运伤者。

【操作方法】

施救者与伤者同向侧卧，伤肢在上，从身后抱起伤者腰部，垫于大腿上；

一手经伤者腋下抱住对侧胸部或肩部；

撑肘，目视前方，蹬足，匍匐前进。

【注意事项】背部、臀部损伤慎用此法。

【操作技巧】垫腰时可提拉伤者腰带、子弹带，将伤者腰部垫于大腿上。

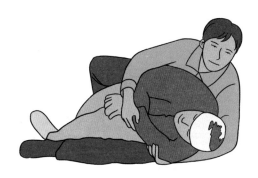

侧身匍匐搬运法

（二）拖拽搬运法

【适用时机】敌火力威胁较小或遮蔽物较高，短距离快速隐蔽伤者。

【操作方法】

徒手拖拽搬运法：施救者一手握枪，随时准备还击，另一只手抓握伤者战术背心，拖动伤者向隐蔽处快速转移；

拖拽带拖拽搬运法：将拖拽带锁扣固定于伤者战术背心、子弹带或腰带等部位，施救者手握或肩挎拖拽带拖动伤者。

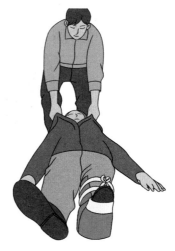

拖拽搬运法

【注意事项】根据受伤部位，使伤者呈侧卧、仰卧体位进行拖拽，避免受伤部位受压。

【操作技巧】拖拽装甲舱室内伤者时，施救者提拉拖拽带使伤者出舱。若舱室较深，可选用两条拖拽带连接使用。

（三）掮法搬运

【适用时机】脱离外部直接威胁，搬运距离较远。

【操作方法】

一手将伤者两臂合拢握住，绕过颈后；

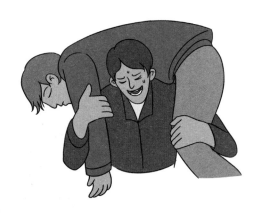

掮法搬运

施救者呈弓步，上体向前屈曲，另一只手抓握伤者膝部，两手协力，将伤者掮于双肩；

掮起伤者后，观察敌情，快速前进。

【注意事项】胸、腹部损伤慎用，脊柱损伤禁用此法。

【操作技巧】施救者在操作时应挺直上体，利用两腿蹬力掮起伤者，避免腰部损伤。

（四）拉车式搬运法

【适用时机】脱离危险的直接威胁，较远距离搬运伤者时，需要两名施救者协同完成。

【操作方法】

伤者前后方各一名施救者；

前者位于伤者两腿之间，双手穿过膝下，抱住膝关节；

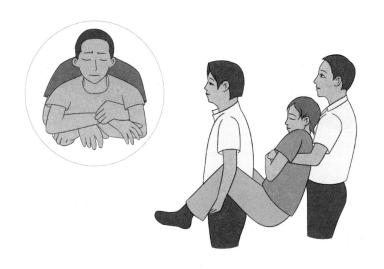

拉车式搬运法

后者双手从伤者腋下穿过，在胸前交叉抱紧；

两人协力将伤者抬起，在前者引导下屈身前进。

【注意事项】脊柱损伤禁用此法，搬运过程中注意伤情变化。

【操作技巧】搬运时两人动作协调一致，同步向前，避免伤者过度拉伸或屈曲。

（五）担架搬运法

【适用时机】脱离危险的直接威胁，中重度伤者搬运。

【操作方法】

迅速展开担架，解开固定带，打开底部横支撑，拉出担架手柄；

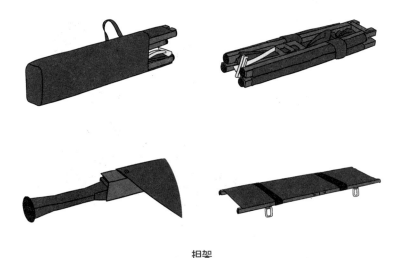

担架

担架放在伤者伤侧，解除其装备，取出口袋中硬物；

施救者位于伤者健康侧，一人托住伤者头部和肩背部，另一人托住伤者腰臀部和膝下部，若伤者能合作，则嘱其双手抱住搬运者颈部，互相协作，将伤者同步轻放在担架上，用固定带固定；

根据伤者伤情取舒适体位，最好用被褥垫平担架，空隙处用衣物或软草等填实，以免在后送途中摇晃；

搬运时，施救者根据地形和危险态势，取安全前进姿势，前者两眼目视前方，注意观察周边情况，后者密切观察伤者伤情变化。

【注意事项】

颈椎骨折的伤者搬运时应有4人，一人牵引固定头部，使头部与躯干呈直线位置，保持颈部不动，以免颈椎弯曲损伤脊髓，其余三人蹲在伤者同侧，二人托住躯干，一人抱住下肢，四人动作协调一致将伤者抬上担架，伤者取仰卧位，头颈部固定，防止搬运途中头部左右摇摆；

胸、腰椎骨折的伤者搬运时应有 3 人，蹲在伤者同侧，一人托住头肩部，一人抱住腰部和臀部，另一人抱住伸直并拢的双下肢，三人动作协调一致将伤者抬上担架，若伤者躯体出现空隙，可用衣物垫起，保持伤者负伤体位不变。

【操作技巧】

颈椎骨折搬运时，头颈部固定可用衣物等就便器材；

在开阔地或下坡地形行进时，伤者的头部应在后，脚在前；

在上坡地形行进时，伤者的头部应在前。

六、枪弹伤综合处置

（一）枪击伤

枪弹能够造成多种损伤，引起外出血或内出血。手枪、小口径步枪和霰弹猎枪的弹药，因射出的速度较慢，常留在体内。军用武器的子弹速度很快，常造成入口伤和出口伤。高速的弹药还有强烈的冲击波，能导致骨折和更大范围的组织损伤。

枪弹伤是指包括武器或弹药所致的任何机体的创伤，通

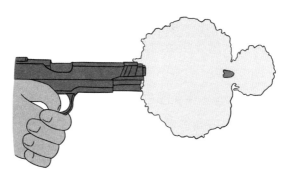

枪击

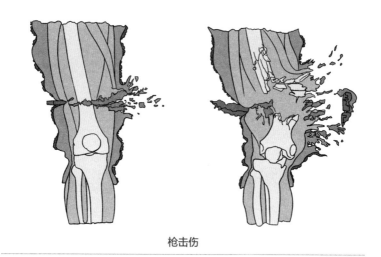

枪击伤

常把枪弹伤分成 2 种主要类型：火器伤和爆炸伤。在警卫队日常安保工作当中，这种类型的创伤也可能发生。

（二）接近现场 4C 原则

确认（confirm）：确认有无危险的存在；

疏散（clear）：尽快疏散现场周围的人员；

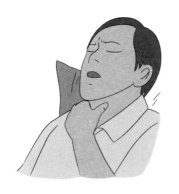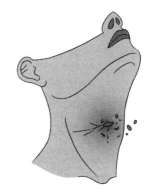

火器伤

警戒线（cordon）：建立警戒线，保持人员与现场的安全距离；

控制（control）：建立事故控制点（incident control point）来控制警戒线。

（三）枪弹伤初步评估及处理

伤情检查重点是检查大出血、窒息等致命伤情，给予优先处置。按照 C → A → B → C → D → E 流程快速高效地进行伤情检查，边检查边急救。如检查发现致命性大出血，先处置大出血，再进行后续检查。

1. 严重大出血控制（Critical bleeding）

快速评估出血肢体的出血情况，条件允许的可使用止血带，必须注明起始使用时间。如果出血仍无法控制，特别是肢体近端损伤或截肢伤者，可考虑在第一道止血带的上方再上第二道止血带。四肢严重创伤合并严重低血容量状态的创伤性心搏骤停或者心搏停止状态的伤者，应使用止血带至无活动性出血，即使当时没有出血也应使用止血带，因为在复苏和搬运过程中发生再出血的状况是很常见的。肢体交界区域的严重出血应立即联合使用新型止血剂、加压敷料和直接压迫等措施控制出血。

2. 气道管理

穿透伤、面部或颈部创伤中，由于出血、软组织碎裂、血肿扩大或上呼吸道骨性支持结构的缺失，可能导致全部或部分气道阻塞。有意识的伤者可以保持自己的合适体位以维持呼吸道通畅，让气道分泌物和血液流出。在转运到能进行气管插管或气管切开的机构前应保持这种体位。伤者不应强迫仰卧位。有大量面部出血或较多气道分泌物的反应迟钝或昏迷的伤者，在制订气道管理计划的同时，需要保持合适体位以有利于体位引流（例如侧向损伤处体位）。在转运距离较短、伤者病情许可的情况下，伤者应保持在侧向平移，同时保证高流量吸氧和定时气道清理。在转运过程中，持续性的气道梗阻或其他

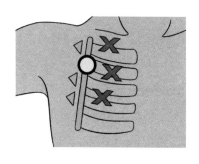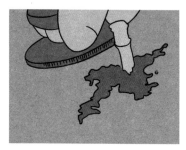

张力性气胸穿刺减压法

损伤需要进一步的干预，干预类型选择取决于损伤的位置和严重程度。

3. 呼吸管理

呼吸管理的重点是应检查整个胸部有无伤口。应将伤者翻身检查，以免遗漏后背的伤口，同时不要忘记检查腋下和颈部。不要因为胸部没有发现伤口就认为不存在损伤，因为子弹仍可能从远处伤口穿过胸腔。一旦发现胸部伤口，应立即使用填塞或活瓣材料予以封闭。张力性气胸应快速评估和治疗，可使用穿刺减压或胸腔引流，引流管不能通过原有伤口插入。

4. 循环评估与干预

循环容量应通过一切措施予以保证，包括积极应用出血控制技术、骨折夹板固定和最低限度处理。即使是单纯的腿伤，特别是大腿，也可能由于大腿体积较大导致出血无法控制而致命。有休克或胸部、腹部穿透伤的伤者，应立即转运到大的创伤中心进行外科止血。现场不必要的延误将影响伤者的存活。

5. 意识评估

颅脑损伤是冲击伤后常见的损伤，其损伤机理包括：原发性损伤（脑震荡）、二次损伤（穿透碎片）或三次损伤（挫伤）。头部枪伤通常有较高的死亡率，特别是穿透伤和子弹穿过时靠近脑干的创伤。一般穿透性脑损伤很容易漏诊，必须仔细寻找伤口，处理的重点是通过有效的气道、呼吸和循环管理预防继发性损伤。

6. 暴露

在整个复苏过程中对伤者的保暖至关重要。所有创伤和烧伤的创面应尽快予以必要的覆盖和镇痛。常见容易遗漏伤口的部位包括后背、臀部、会阴、腋下和头皮。

参考文献

[1] 于树滨等 . 自救互救训练教材 [M]. 北京：中央军委后勤保障部卫生局，2021.

[2] 皮帕·基奇 . 图解家庭安全与急救手册 [M]. 北京：北京出版社 ,2014.

[3] Singletary Eunice M,Zideman David A,Bendall JasonC, et al.2020 International Consensus on First Aid Science With Treatment Recommendations[J].Circulation,2020,142：S284-S334.

第七章
群体伤现场急救

一、概述

  群体伤通常是指一种或一种以上致伤因素同时造成 3 人次以上的伤者，最早对批量伤处置经验来自于批量战伤的救治。在和平年代，批量伤的伤者多来自于工伤事故、交通事故、大批量食物中毒和不可抗拒的自然灾害等，院前急救是抢救急危批量伤者的第一线。在抢救批量伤者的过程中由于时间紧急，伤者数量较多，加之场面混乱和其他不可预料的干扰因素，抢救难度增加，故任务繁重。因此，确保救治工作紧张有序、正确有效是院前急救工作的一项基本任务，批量伤者院前救治的整体模式值得探讨。

二、检伤分类

（一）现场环境评估

1. 对事故现场进行安全评估的方法和目的
对事故现场进行安全评估时推荐使用 STOP 风险检查流

程，目的是为了发现和控制对救护人员、旁观者、伤者影响生命安全的危险因素，检查风险后才可以评估和救治伤者。救治过程中不断观察是否有新的危险因素，并且注意已经存在的危险因素，动态进行评估。因为病情变化和紧急情况就像流动的液体一样不断变化，暂时安全的地区可能数分钟内会成为不安全的区域。在进行大规模救援和操作时，救护队伍中最好设置安全员对正在发生的事故现场安全因素进行监控和评估，以保护医疗人员和伤者的安全。

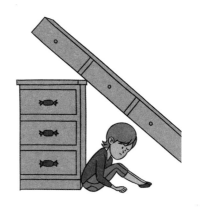

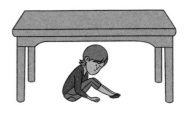

2.STOP 风险检查流程具体内容和步骤

S（stop）：stop 代表停止，是指救护人员在批量伤者事发现场周围作短暂的停留和勘察，以便快速观察环境并尽可能获得详细的第一手现场资料。

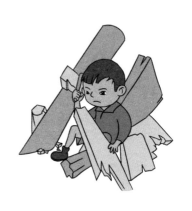

地震

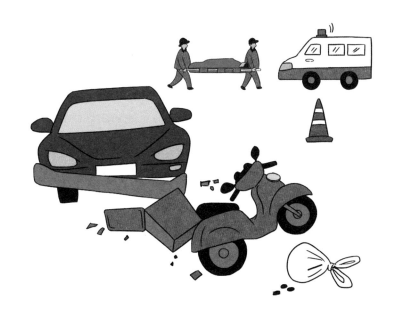

交通事故

T（think）：think 代表思考，是指救护人员要考虑和分析现场发生了什么？怎么发生的？为什么发生和考虑可能存在的潜在风险和应急对策。

O（observe）：observe 代表观察，是指救护人员应观察伤者存在的危险因素、外伤部位、伤者体位、反应等。

P（protect/plan）：代表保护和计划，是指救护人员尽可能地注意伤者和救护人员个人防护，隔离或减少危险因素对伤者的二次伤害，制定应急计划。

（二）检伤分类

完善的检伤分类需要三个阶段：现场分类（初步评估）、医疗分类（再次评估）、伤者后送。

1. 现场分类（初次检伤）

初次检伤在现场进行，确认现场安全之后现场检伤分类可以使救援、治疗和转运工作及时、有效地进行，并能优化医疗资源和后勤支援人员的配置。

现场分类人员由当地受训过的救援人员、医疗人员或第一批进入现场的救援人员开展，可以在现场或现场附近的检伤分类区进行。

ABCDE 系统（或最新的 <C>ABCDE）是最常用的评估系统。从临床重要性和解剖区域特点上来说，它是以一种逻辑的方式进行逐步评估，每项评估对每名伤者的分类时间为5~10 秒。在整个检伤分类过程中，只进行手法开放气道和直接按压止血两项处理，而不进行更高级的抢救措施，如辅助通气、心肺复苏等。

CABCDE 代表着创伤的各种危重症情况，简而言之，初步评估包括：

C：控制灾难性的外出血。采用"问、看、摸"的方法，重点检查伤者头部、四肢、躯干和交界部位有无致命性大出血。对于四肢大出血应立即使用旋压式止血带或绞棒止血法进行止血，对于交界部位较深伤口出血可使用压缩曲线纱布先进行填塞后再加压包扎。

A：气道评估与干预。呼叫伤者，如能正确回应，表明伤者气道通畅；如伤者无法说话或意识不清，可采用"看、听、检"的方法进一步检查气道。如伤者气道梗阻，应立即判明梗阻部位，并选用合适的通气方法。对于口咽部异物，可使用手指掏出法快速清理气道；对于昏迷、舌根后坠，可先使用仰头提颏法迅速开放气道，然后再行鼻咽通气管通气。

B：呼吸评估与干预。识别和处理致命性损伤。低氧血症时进行给氧。如伤者气道通畅，但仍出现呼吸困难，应立即解开伤者胸部衣物，检查伤者胸部有无开放性伤口以及两侧胸廓起伏是否对称、口唇面部颜色等，查看伤者有无开放性气胸，如有应立即行气胸封闭式包扎。

C：循环评估与干预。伤者受伤后活动性大出血短时间内可出现休克的早期表现，休克的快速检查方法为：一看（神志、面色）、二摸（脉搏、肢端）、三测（毛细血管充盈度、但暂时不用急于测量血压）、四量（估计出血量）。在干预上可应用辅助工具如骨盆带、长骨骨折复位和夹板固定，控制伤口出血等。

D：意识评估。必要时进行干预（如意识状态差时进行气道管理），此时是建立合适镇痛措施的较好阶段。需要比较专业地按 AVPU 来给伤者的意识状态分级：alert——清醒状态、verbal——回应呼唤、painful——回应疼痛刺激、unresponsive——意识丧失。

E：暴露。包括检查体温。如果时间和条件允许可做二次评估。

该法简便快捷，只需 5~10 秒钟即可完成对一个伤者的检伤分类，非常适合于灾害现场的初步检伤评估。

三、现场急救原则

发生大批量需救援的伤者时，救援力量总是相对有限。因此，尽快启动紧急呼叫系统。救治要体现按"伤情分级分类，优先处理"的原则，最大限度地保证救治尽可能多的伤病者。优先保证抢救重伤者，宏观上对伤亡人数、伤情轻重和发展趋势等作出一个全面、正确的评估，以便及时、准确地向有关部门汇报病情，指导救援，决定是否增援，也有利于推测每个伤者的预后和治愈时间。另外应注意伤者分类是一个动态过程，伤者的情况是在不断变化的，所以每间隔数小时需要对伤病者状况重新评估并做出适当调整。若救治现场不安全，则建议使用反向伤者分类法（抢救和转运可以行走的伤患；轻伤者；重伤者；死者），以挽救最多的伤者。

四、批量伤者转运

检伤分类人员接收从受伤现场送来的所有伤者，然后通过简单的询问和检查，大体划分出轻伤者区（步行）和重伤者区（担架），对于重伤者区的伤者，将进入救治分类和后送分类环节。因为及时、有序、高效地组织大批量伤者的检伤分类与紧急救治和合理转运，对降低伤死率和伤残率具有十分重要的意义。已得到妥善处理的伤者需快速转运，若伤者生命体征基本稳定，需专科处理，应及时与相关科室联系，报告病情伤情人数，使其做好抢救准备工作。转运途中应严密观察生命体征变化，保证各种管道的通畅，防止呕吐物误吸，有变化随时处理等。具体转运方法和注意事项等见止血、包扎、固定、转运章节和相关章节。

参考文献

[1] 纳特比姆.院前急救医学 ABC[M].上海：上海科学技术出版社，2016.

[2] 潘曙明等.灾难急救高级生命支持课程 [M].上海：上海科学技术出版社，2016.

[3] 岳茂兴,王立祥,李奇林,梁华平,曹佳.灾害事故现场急救与卫生应急处置专家共识 (2017)[J].中国研究型医院，2017,4(6)：37-49.

第八章
急救包设置

警卫人员作为勤务现场急救的初始环节，随身所携带的急救包应该以暂时控制严重创伤对生命的威胁为目的，10分钟内按照急救流程发挥作用，包括止血、包扎、固定、通气等。根据不同的勤务场景，急救包中还应该有针对性的涵盖林地、高原、热带、寒区等不同区域常见急症的急救装备，包括蛇虫咬伤、保温毯、冰袋等。另外随队急救包中还应覆盖伤后3小时内紧急治疗以及6小时内的早期治疗。

一、随身急救包

在执行可能发生意外伤害的任务时，最好随身带一个简易的急救包。一个合适的急救包不需要太重或太复杂，下表为我军新型单兵急救包品量，供大家参考。

表1 单兵急救包（基础型）清单			
序号	器材名称	装配详情	功能
1	旋压式止血带	规格：38毫米×890毫米；数量：1（条）	止血

序号	器材名称	装配详情	功能
2	急救包扎包	规格：150 毫米 ×1200 毫米； 数量：1（条）	包扎 / 止血
3	填塞止血用压 缩纱布	规格：110 毫米 ×3500 毫米； 数量：1（包）	止血
4	急救剪	规格：150 毫米； 数量：1（把）	暴露 伤口
5	碘伏 消毒棉片	规格：210 毫米 ×160 毫米； 数量：1（片）	消毒
6	记号笔	规格：油性；数量：1（支）	记录

表 2　单兵急救包（增强型）清单

序号	器材名称		装配详情	功能
1	急救止血 绷带		规格：100 毫米 ×2500 毫米； 数量：1（条）	止血 / 包扎
2	一次性使用 鼻咽通气管（含 润滑剂）		规格：I.D.7.0 毫米； 数量：1（个）	通气
3	消炎 止痛 药盒	①对乙酰 氨基酚	规格：500 毫克； 数量：2（片）	消炎、止 痛（伤后 立即口服 各一片）
		②美洛昔 康片	规格：15 毫克； 数量：1（片）	
		③莫西沙 星片	规格：400 毫克； 数量：1（片）	

执行较为危险的任务时还应根据任务需要可对急救包品量进行补充，下表为我军新型特种兵急救包品量，供大家参考。

序号	器材名称		规格	单位	数量	功能
1	旋压式止血带		38 毫米 × 890 毫米	条	1	止血
2	壳聚糖止血粉		6 克	支	1	止血
3	急救止血绷带		100 毫米 × 2500 毫米	条	1	包扎止血
4	急救包扎包		150 毫米 × 1200 毫米	条	1	止血 / 包扎
5	压缩曲线纱布		110 毫米 × 3500 毫米	包	1	包扎 / 填塞
6	一次性使用鼻咽通气道（含润滑剂）		7.0 毫米	个	1	通气
7	直型静脉留置针		14 克	支	1	张力性气胸穿刺
8	水胶体敷料		150 毫米 × 150 毫米	贴	1	开放气胸封闭
9	碘伏消毒棉片		210 毫米 × 160 毫米	个	2	消毒
10	消炎止痛药盒	对乙酰氨基酚	500 毫克	片	2	止痛抗感染
		美洛昔康片	15 毫克	片	1	
		莫西沙星片	400 毫克	片	1	

表 3　特种兵急救包清单

序号	器材名称	规格	单位	数量	功能
11	急救剪	150 毫克	把	1	剪切
12	记号笔	油性	支	1	记录止血带使用时间
13	医用手套	7.5#	副	1	防护
14	使用手册		本	1	

二、家庭急救包

家用急救包，顾名思义就是主要供家庭日常生活中使用的急救包或者急救箱，其主要特点为体积中等，内容物丰富但又便于携带。通常包含基本医疗用品：消毒棉棒、纱布、绷带、冰袋、创可贴、体温计等；此外还会备一些药品，如：感冒药、止泻药、清凉油等。北京市应急管理局对《北京市家庭应急物资储备建议清单》进行了调整、丰富和完善，适当增加了个体防护用品。下表为家庭急救包品量，供大家参考。

表 4　家庭急救包品量		
分类	小类	名称
医疗急救用品	消毒用品	碘伏棉棒 创可贴 抗菌软膏

分类	小类	名称
医疗急救用品	包扎止血用品	医用纱布块/纱布卷
		医用弹性绷带
		三角巾
		止血带
	辅助工具	剪刀/镊子
		医用橡胶手套
		宽胶带
		消毒棉球
		体温计
常备药品	常用药品	消炎止痛药
		止泻药
		退烧药
		治感冒药
		老人、儿童止咳化痰药
	特殊药品	心脏病等急救药品

三、不同场景急救包建议

可根据具体情况自行选配。

已消毒灭菌的棉签、纱布、止血绷带；

医用橡胶手套，已消毒手术刀、镊子、安全剪刀、安全别针（固定衣物或绷带）；

碘伏棉棒；

创可贴；

体温计；

外用抗生素，减少伤口感染；

藿香正气滴丸、人丹等预防中暑药物；

季德胜蛇药片；

解热镇痛药；

云南白药粉末（止血用）；

高锰酸钾；

驱蚊水；

保温毯；

制氧装置；

蛇毒真空吸取器；

硬蜱拔取器；

小苏打小包装。

四、公共场所急救设施使用指南

2019 年 12 月 28 日，第十三届全国人民代表大会常务委员会第十五次会议通过《中华人民共和国基本医疗卫生与健康促进法（草案）》，其第二章第二十七条明确规定：公共场所应当按照规定配备必要的急救设备、设施。公共场所急救设备的配备除配备一些简单的医药箱、便民箱、急救包，内装的急救器材包括三角巾、绷带、止血带、夹板、创可贴等急救物品，有些还配置了自动体外电除颤器（AED）、简易呼吸器等紧急救治设备，一般位于醒目位置且设有清晰标识，便于公众第一时间获取。

《民法典》第一百八十四条规定，因自愿实施紧急救助行为，虽然可能造成了受助人的损失，但是救助人不承担相应的赔偿责任。此次《民法典》中明确、针对性地规定，目的是为激发更多人的救人热情，免除其后顾之忧。

参考文献

[1] 于树滨等 . 自救互救训练教材 [M]. 北京：中央军委后勤保障部卫生局，2021.

[2] 黎檀实等 . 战现场急救器材操作手册 [M]. 北京：联勤保障部队，2019.

[3] 北京市应急管理局 . 北京市居民家庭应急物资储备建议清单（2020 版）[EB/OL].http：//yjglj.beijing.gov.cn/art/2020/12/23/art_6058_664632.html,2020-12-23/2021-2-2.

[4] 中华人民共和国国家卫生健康委员会 . 中华人民共和国基本医疗卫生与健康促进法 [EB/OL].http：//www.nhc.gov.cn/fzs/fzxqjxfv/202007/1e269b788b994b838a71d24caeff8238.shtml,2020-12-28/2021-2-2.

[5] 中华人民共和国民政部 . 中华人民共和国民法典 [EB/OL].http：//xxgk.mca.gov.cn：8011/gdnps/pc/content.jsp?id=14804&mtype=1,2020-06-01/2021-2-2.

附录：其他急性疾病的预防

一、急性传染病的预防

（一）呼吸道传染病

呼吸道传染病是指病原体从人体的鼻腔、咽喉、气管和支气管等呼吸道感染侵入而引起的有传染性的疾病。常见的呼吸道传染病包括流行性感冒、非典型性肺炎、新型冠状病毒肺炎等，可常年流行，但多见于冬季。病毒主要通过人的咳嗽和喷嚏时产生的飞沫在空气中快速传播。症状主要表现为急起的畏寒

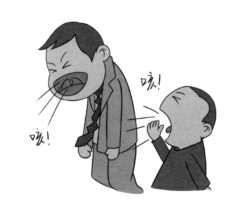

高热，伴明显头痛、全身酸痛乏力，可有咽痛、恶心、呕吐、咳嗽、腹泻等症状，预防措施如下：

避免与患者密切接触；

流感流行期间，尽量少去公共场所，外出时戴口罩，定时开窗通风，保持室内空气流通；

老人、儿童和体质较弱的人，可在流感到来前接种流感疫苗及其他相关疫苗；

出现症状尽量卧床休息，多喝开水，多吃有营养、易消化的食物；

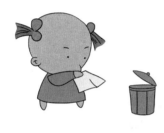

当咳嗽和打喷嚏时，
使用纸巾或手绢遮盖口、鼻部

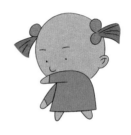

没有纸巾或手绢时，
应用衣袖遮盖口、鼻

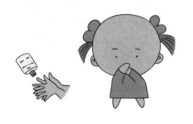

咳嗽和打喷嚏时，若用双手遮盖口、
鼻后，应立即洗手

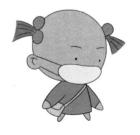

如果已知患有呼吸道传染病，
外出时需佩戴口罩

咳嗽礼节

若出现发热，应及时到发热门诊就医。

（二）流行性感冒

流行性感冒简称流感，是一种由病毒引起的传染性很强的呼吸道传染病。流感的传播途径主要是飞沫传播，指的是病毒感染者在咳嗽或者打喷嚏时将带有病毒颗粒的飞沫播散到空气中，然后被周围的人吸入体内，或者飞沫附着于物体表面，再通过手接触进入人的口、眼、鼻使人感染。该病的易感人群是儿童、青少年、老年人、体弱者和慢性病患者，以及与病毒携带者密切接触的人。流感潜伏期一般为1~7天，有些病毒感染者不出现症状，但可将病毒传染给他人。感染流感病毒后的症状与普通感冒相似，轻者发生周身肌肉疼痛、关节疼痛，部分病人会有咳嗽、恶心、呕吐及腹泻，严重者会引起肺炎，甚至导致脑部及心脏受到损害。

要养成良好的个人卫生习惯：勤洗手，勤换衣；注意室内卫生，经常开窗通风；咳嗽或打喷嚏时将头朝向无人处，用纸巾遮住口鼻，然后将纸巾丢进垃圾箱；

增强体质：保证充足睡眠，经常锻炼身体以增强体质，避免过度劳累导致抵抗力下降，饮食注意营养均衡，保持良好心情；

避免被传染：在流感流行期间，尽可能避免去人群聚集的地方，如果必须去则应戴上口罩，此外，还要尽量减少与流感病人的接触；

防止病毒扩散：任何人出现患病症状，应马上戴好口罩到发热门诊就诊；不要再去公共场所，防止传染他人；

接种疫苗可有效预防相应亚种的流感病毒感染。

（三）细菌性痢疾

细菌性痢疾是由痢疾杆菌引起的急性肠道传染病。病菌主要通过摄入不洁的食物或水进行传播。夏秋季多发，其主要表现为发热、腹痛、腹泻。腹痛呈阵发性绞痛，以脐周和下腹

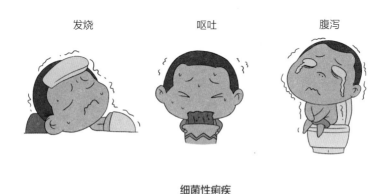

发烧　　　　呕吐　　　　腹泻

细菌性痢疾

部明显；腹泻为一日数次至数十次水样或脓血便，常有肛门下坠和便意不尽感，严重者可出现脱水和感染中毒性休克。

注意饮食卫生，饭前便后要洗手；

不吃不洁及来源不明的食物，不饮不洁之水；

频繁腹泻者，尽早到医院肠道门诊检查治疗；

病后休息，多喝淡盐水，进流食或半流食，患者衣物要勤清洗、消毒、晾晒。

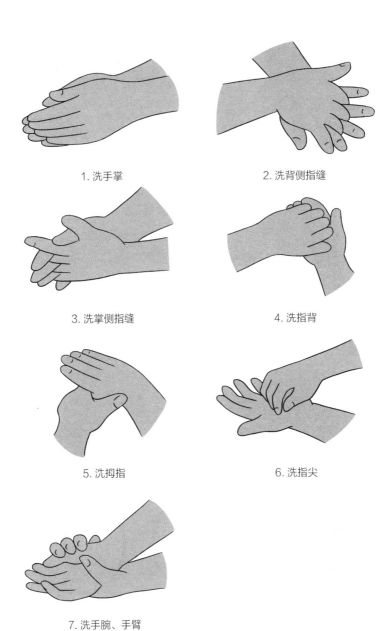

1. 洗手掌

2. 洗背侧指缝

3. 洗掌侧指缝

4. 洗指背

5. 洗拇指

6. 洗指尖

7. 洗手腕、手臂

七步洗手法

（四）病毒性肝炎

病毒性肝炎是肝脏炎症的一类。肝炎是指由多种致病因素，如病毒、细菌、寄生虫、化学毒物、药物、酒精、自身免疫因素等导致肝脏细胞破坏，肝脏功能受到损害，引起的一系列不适症状，以及肝功能指标异常。由肝炎病毒引起的肝炎最常见，主要由甲、乙、丙、丁、戊型 5 种肝炎病毒引起。

甲、戊型肝炎病毒主要经胃肠道传播，即所谓"病从口入"。乙、丙、丁型肝炎病毒多经血液、体液和母婴传播。甲、戊型肝炎可暴发流行，容易控制，患者极少进展为慢性肝炎。乙、丙型肝炎传播最为广泛，部分患者可发展为慢性肝炎、肝硬化甚至肝癌，危害最为严重。

预防措施

养成勤用肥皂洗手的良好卫生习惯，如果家里有病毒性肝炎患者，应实行分餐制；

保持生活及工作环境中各种物品的卫生，定期消毒；

阻断肝炎病毒经血液传播的途径，输液、注射、拔牙、

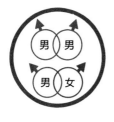
性传播

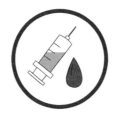
血液传播

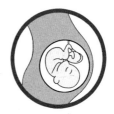
母婴传播

病毒性肝炎传播方式

洗牙等要去正规医院，避免医源性感染；

树立安全的性意识，正确使用安全套；

受肝炎病毒感染的妇女怀孕后，应到传染病专科医院或其他正规医院产科分娩，接受咨询并采取母婴阻断措施；

注意锻炼身体，营养均衡，劳逸结合，增强体质，减少被感染机会；

接种乙肝疫苗。

（五）艾滋病

艾滋病（AIDS），又称获得性免疫缺陷综合征。艾滋病病毒（HIV）进入人体后，导致患者免疫功能严重受损，以致逐渐发生多种难以治愈的感染（如肺炎、脑膜炎、肺结核等）和肿瘤，病死率高，目前还没有根本治愈该病的有效手段。

艾滋病病人及感染者是重要的传染源，其血液、精液、阴道分泌液、乳汁中含有大量病毒，传染性较强；而泪水、唾液、汗液、大小便等含病毒极少，故认为没有传染性。

艾滋病主要通过性接触、血液和母婴 3 种途径传播。首先，性接触是艾滋病传播的最主要途径，常发生在不安全的性行为中。性伙伴越多，感染艾滋病的危险性就越大。其次，多人共用注射器吸毒是经血液传播的危险行为，一旦有人感染艾滋病病毒，将会迅速蔓延。再次，患艾滋病的妇女还会通过妊娠、分娩和哺乳把病毒传染给胎儿或新生儿。

艾滋病病毒在人体外的生存能力很低，所以健康人与病人及感染者亲吻、握手、拥抱、共用餐具和电话等物品，共同游泳、共用厕所等不会传播。蚊虫叮咬也不会传播。

在性生活中，要洁身自爱，保持单一性伴侣。正确使用避孕套是一种预防艾滋病的有效方法。

远离毒品，戒断毒品；

患性病后要及时到正规医院接受治疗；

尽量避免不必要的输血和注射，不共用剃刀和牙刷；

救护伤者时要戴手套，以免伤者血液直接沾染自己的皮肤；

已感染艾滋病的孕妇，应主动接受专业医学指导和阻断治疗。

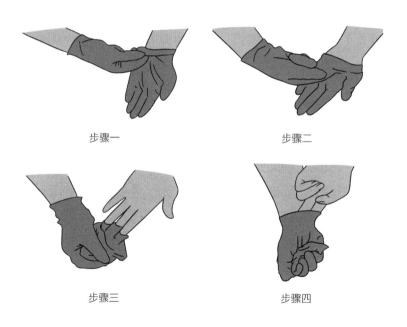

步骤一

步骤二

步骤三

步骤四

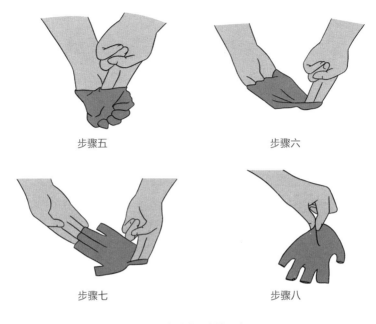

步骤五

步骤六

步骤七

步骤八

如何正确脱除一次性手套

二、急性训练伤的预防

军事训练是增强体能、提高战斗力的有力保障。官兵进行军事训练时，如果组织方法不科学、防护措施不到位、训练动作不规范、心理素质欠佳，容易导致训练伤。软组织损伤和骨损伤是较为常见的训练伤，多发生于足踝、膝关节、小腿等下肢部位。如果早期处理不当，可能出现局部慢性疼痛、关节不稳定或僵硬等情况，进而导致运动能力下降、反复受伤。因此，出现训练损伤后要及时处理，并进行合理的康复训练。

（1）组训者和受训者的主体预防是训练伤病预防的首要原则。

（2）三级预防是训练伤预防的重要保障。

一级预防是避免损伤；

二级预防是损伤后早期的诊断和治疗；

三级预防是加强损伤后的康复训练。

（二）运动损伤的常规急救方法

根据损伤的发展过程，可以分为早期、中期、后期 3 个阶段。不同阶段要采取不同的处理方式。

1. 运动损伤早期

指伤后 48 小时内的急性炎症期，患处通常会出现红肿热痛、功能障碍等症状。运动损伤的早期处理主要包括保护、休息、冰敷、加压包扎、抬高患肢 5 个方面。

保护。损伤早期要保护患肢，避免不顾疼痛活动或行走造成二次损伤。注意不要按摩患处，否则会使肿胀症状加重。

休息。下肢不要负重或限制活动 1~3 天。如果疼痛明显缓解或消失，可逐步恢复运动，防止休息时间过长使肌肉的力量和质量下降。

冰敷。受伤后立即用冰袋冰敷受伤部位。冰敷时用干毛巾包裹冰袋，不要直接接触皮肤。如果没有冰袋，也可以用冰棍或在乳胶手套内装冰块和水，对患处进行冰敷。建议每次敷

15~30 分钟，1~1.5 小时重复 1 次。如果感觉局部过冷、疼痛，可取下冰袋，休息一段时间后再冰敷。受伤后的 24~72 小时内都可进行冰敷。如果 48~72 小时后疼痛、肿胀症状明显缓解，可进行局部热敷，否则要继续冰敷。

加压包扎。加压包扎可以在冷疗过程中或冷疗后进行。加压包扎时要注意检查远端脚趾皮肤的颜色、温度及活动是否受限，确保绷带或护具没有压迫皮肤、神经或阻断血流。如果损伤严重，医生会打石膏托固定受伤肢体。

抬高患肢。建议在损伤后的 24~48 小时内，将患肢抬高至心脏 30 厘米以上，有助于减少损伤部位的血流量，促进血液回流，从而减轻肿胀和局部淤血。

2. 运动损伤中期

运动损伤中期指受伤 48~72 小时后。此时急性炎症症状逐渐消退，但患处仍有淤血和肿胀。运动损伤中期要注意以下几点：第一，及时负重。恰当的下肢负重可以防止肌肉、肌腱、关节囊萎缩和粘连，有助于肌肉和骨骼的修复。下肢负重应在疼痛症状消失或轻微疼痛的情况下进行，并遵循循序渐进的原则。如果负重过程中，患处出现疼痛症状或疼痛明显加重，应立即停止。第二，保持良好心态。出现运动损伤后不要过度担心，避免产生焦虑、恐惧等不良情绪。第三，促进血液循环。运动损伤中期可进行局部热敷，或冷敷、热敷交替进行，以促进血液循环。第四，进行康复训练。及早进行康复训练不仅可以促进肢体血液回流、减轻局部肿胀，还有助于恢复关节活动度和肌肉力量，防止反复受伤。

3. 运动损伤后期

运动损伤后期指受伤 7 天后的组织愈合期，此时疼痛、肿胀症状明显缓解或消失，但可能出现肌肉无力、关节僵硬等情况。这个阶段应加强肌肉力量训练、恢复关节活动度训练、肌肉柔韧性训练、本体感觉训练、运动协调性和灵活性训练，以恢复受伤前的运动能力。

（三）常见的下肢训练损伤的急救方法

1. 踝关节扭伤

可通过以下方法检测踝关节是否受限：

（1）**踝关节背屈度测试**：双手扶墙，双腿呈弓箭步，受伤脚在前侧，脚尖距离墙面约 10 厘米，向前屈膝，注意患侧脚跟不能离开地面。如果膝关节不能碰到墙壁，说明踝关节活动受限。

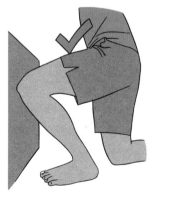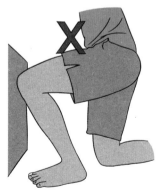

踝关节背屈度测试

（2）踝关节灵活性测试：坐在椅子上使脚悬空，转动脚踝画圆圈。如果可以画出圆圈，说明踝关节活动良好。如果出现卡顿、画成三角等情况，说明踝关节活动受限。

（3）单腿站立测试：保持站姿，一条腿缓慢抬起，脚距离地面至少30厘米，另一条腿保持直立。如果能维持30秒，说明踝关节活动良好。

如果出现踝关节扭伤后未及时治疗，易发展成"习惯性崴脚"，稍有不慎就会再次扭伤。为避免反复受伤，治疗后应及时进行加强本体感觉的康复训练。当脚踝发生倾斜时，本体感觉的预警能力会立刻调动肌肉进行调整，避免跌倒和扭伤。需要注意的是，如果出现踝关节扭伤，而且身边没有绷带和护具，应第一时间系紧鞋带，起加压和保护脚踝的作用。

2. 腿抽筋（肌肉痉挛）

最常见的是在夜间睡觉或跑步时会出现小腿抽筋的情况，以为是缺钙或受凉导致的。其实，对于经常运动的人来说，腿部抽筋大多是过度进行剧烈运动、力量训练负荷过大、运动后放松不充分所致。如果在训练过程中出现抽筋情况，切忌捶打痉挛的肌肉，应立即停止训练，轻柔按摩抽筋部位或进行局部热敷，使痉挛的肌肉得到放松。

3. 跖筋膜炎（足跟痛）

体重过大、过度负重、过度进行剧烈运动等会加大足弓承受的压力，导致足弓塌陷、足底跖筋膜被反复拉伸，进而引发跖筋膜炎。如果出现足跟痛症状，可通过以下方式帮助康复：

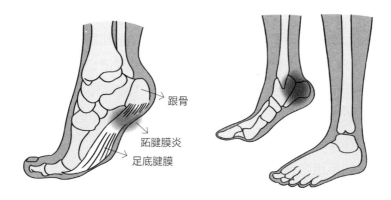

跟骨

跖腱膜炎

足底腱膜

跖筋膜炎

（1）放松足底筋膜。光脚踩住网球来回滚动。

（2）拉伸小腿后侧肌肉。双手扶墙，双腿呈弓箭步，足跟疼痛的脚在后，拉伸小腿后侧肌肉。注意脚跟不能离开地面，每次 1~2 分钟，每天 3 次。

（3）在脚部贴肌效贴。

（4）选择对足弓有支撑的鞋子，或者配制专业的矫形鞋垫。

4. 小腿后侧肌肉拉伤和跟腱炎

小腿后侧肌肉拉伤和跟腱炎的主要症状有肌肉酸痛、跛行。如果出现突然腿软、小腿肌肉肿胀、行走障碍等情况，可能是小腿肌肉撕裂或跟腱断裂，应及时就医。

5. 小腿前外侧痛（胫骨骨膜炎）

小腿前侧肌肉在行走中发挥着关键作用。如果小腿前侧肌肉无力，可能出现脚抬不起来的情况。我们进行长距离行走、跑步时，小腿前侧肌肉持续受到刺激，可能会产生劳损性炎症。训练后可通过以下几种方法拉伸小腿前侧肌肉：跪坐，屁股坐在脚上；用泡沫轴（或保温杯）滚压小腿前侧肌肉；使用筋膜枪进行局部肌肉放松。

6. 疲劳性骨折

运动量过大、局部承压超出身体承受范围等，都可能导致疲劳性骨折。这种骨折没有错位，在 X 线片上很难发现，有时需要做核磁检查。如果存在以下情况：内侧或外侧脚踝骨突出向上 6厘米处、内侧足弓高点处、外侧第 5 趾骨处有疼痛、压痛、肿胀等症状，而且不能

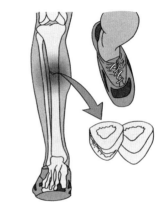

疲劳性骨折

连续行走 4 步，说明有骨折的可能，应及时去医院检查。

（四）不同类型训练伤预防

1. 力量训练中常见伤病及其预防

力量训练通常包括单双杠练习、跳远或蛙跳、俯卧撑、仰卧起坐以及双腿深蹲起立等。在这些训练中，肌肉拉伤、关节损伤以及由于保护不当引起的摔伤是比较常见的运动伤。力量训练中常见伤病的预防：

训练前进行一般性准备活动与专项性准备活动；

注意训练负荷；

注意训练中的动作要领；

做好训练中的保护。

2. 速度训练中常见伤病及其预防

速度训练的目的是提高快速运动的能力，训练中以急性伤多见，常见有肌肉拉伤、韧带拉伤、跟腱拉伤以及膝、踝关节扭伤。速度训练中常见伤病的预防：

充分的准备活动；

加强日常基础训练；

注意训练后的放松整理。

3. 耐力训练中常见伤病及其预防

耐力训练属于周期性运动，具有时间长、动作单一等特点，训练中容易造成局部组织的疲劳。耐力训练中常见伤病的预防：

训练负荷要适当；

准备活动及整理活动要重视；

注重训练疲劳的恢复；

早期症状及早预防。

4. 障碍训练中常见伤病及其预防

障碍训练中容易出现的损伤有扭伤、挫伤、擦伤和骨折、骨裂等。其中轻伤较多，以挫伤为主；中度损伤较少，以扭伤为主；重伤较为少见，多为骨折和骨裂。障碍训练中常见伤病的预防：

充分的准备工作；

训练中的安全保护；

合理兼顾障碍训练中的技术训练与体能训练。

总之，科学训练是预防训练损伤的关键。在训练时应严格按照热身、运动、放松的顺序进行。

热身。运动前要进行动态热身，如活动关节、慢跑、快跑、拉伸等，以提高身体各部位的肌肉温度和关节活动度。选择合适的鞋子。尽量选择对足弓有支撑作用及鞋底缓冲能力较好的鞋子，有助于减轻运动时对关节产生的巨大冲击力。

运动。运动中注意动作与呼吸的配合，进行力量训练时不要憋气；掌握正确的运动姿势；运动量要循序渐进。如果在运动过程中出现头晕、脸色发紫、呼吸困难等不适，应立即停止运动，并观测心率和血压。

放松。运动后要注意3点：放松肌肉、补充水分和电解质、补充蛋白质。放松肌肉：运动结束后不要突然停止，可以先进行步行、慢跑等低强度运动，使大量外周血液回流心脏。然后进行静态拉伸和按摩放松，降低肌肉张力，避免运动后出现肌肉疼痛、抽筋等症状。补充水分和电解质：剧烈运动后，人体会丢失大量水分和电解质。建议大家在运动前喝水250~500毫升，运动中分次喝水，运动后适当补水。水温以5℃~15℃为宜，水中最好含0.2%~0.5%的食盐和3%~6%的糖分。补充蛋白质：剧烈运动后会发生肌纤维溶解，补充蛋白质有助于构建更健康的肌肉纤维。建议在剧烈运动后可适当多吃一些蛋白质含量高的食物，如瘦肉、蛋类、鱼虾等。

三、急性心理应激的预防

（一）心理应激概述

应激是机体在各种内外环境因素及社会、心理因素刺激时所出现的全身性非特异性适应反应，又称为应激反应。应激反应主要分为心理和生理两方面：

心理方面也可分两类：积极的心理反应和消极的心理反应。积极的心理反应主要体现在情绪适度唤醒、注意力集中、思维较积极和活跃。这种反应有利于人体对传入信息的正确认知评价、应对突发事件的决策和能力发挥。而消极的心理反应则表现在过度的情绪唤醒、紧张焦虑，认知能力降低，自我概念不清等。这种反应会妨碍机体对现实情境的评价、选择应对环境的策略。

应激引起的生理反应主要有血中促肾上腺皮质激素和糖皮质激素增多、自主神经系统反应等。

1. 军人常见心理应激源

应激源是指能引起全身性适应综合征或局限性适应综合征的各种因素的总称，主要包括：外部物质环境、个体内环境和心理社会环境等。而军人的职业属性导致他们往往比大众面临着更多的考验。当前，军事任务呈现多样化复杂化趋势，执行任务的空间距离显著扩展、武器装备愈发先进精密、任务环境充满挑战、家庭社会关系相对孤立等都成为军人的心理应激源。

2. 心理应激反应的识别

当机体暴露于应激源后，机体产生的心理应激反应各不相同。心理应激反应伴随进入时相的顺序及每一时相的持续时间和临床表现都具有较大的变动性。影响变动的因素主要有：事件发生前对应激程度及持续时间的预期、个体经历及性格类型等。一般的顺序是：惊叫、否认、侵入、不断修正、结束。

惊叫常发生于未曾预料事件突然冲击时，可表现为：哭泣、尖叫或昏倒；否认则是情绪麻木、有意回避刺激性场景、行为反复及活动范围变窄；侵入是指对于刺激性场景的观念或情感性折磨再现，包括：梦魇、反复的自发印象或因为其他事件而派生的消极反应等；不断修正是机体应对刺激场景不断适应的过程，如果成功则结束，如果不成功则易进入急性应激障碍、创伤后应激障碍和适应障碍等病态。

急性应激障碍（acute stress disorder，简称 ASD）是在接触一个或者多个创伤事件后的三天到一个月之间发展的特征性症状。主要表现在：反复做与创伤事件相关的梦、不能想起创伤事件的某个情绪、持续不能体验正性情绪、回避与创伤事件相

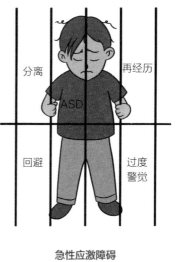

急性应激障碍

关的外部线索、易激惹、易怒等。

创伤后应激障碍（post-traumatic stress disorder，简称PTSD）是指个体经历、目睹或遭遇重大创伤事件后导致的个体延迟出现和持续存在的精神障碍。一般症状：有创伤事件的记忆在清醒时刻或在噩梦中反复出现；部分丧失创伤性事件发生前、发生时或发生后的记忆；情感范围变窄，对他人产生疏离和冷淡；注意力无法集中，出现睡眠问题等。

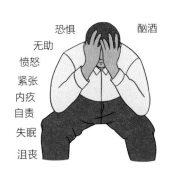

创伤后应激障碍

适应障碍（adjustment disorders，简称 AD）通常是在创伤事件发生后一个月内起病，病程一般不超过六个月。一般症状有抑郁、焦虑、烦恼等情绪，行为退缩、出现睡眠问题、无法维持正常生活现状等。

（二）心理应激预防

1. 心理应激预防的原则

心理应激预防工作是军队心理健康工作的重点。在开展相应工作时，应该遵循以下核心原则：

支持性原则：心理工作者应主动接近当事人，始终保持积极支持的态度，通过提供实际帮助，建立良好的沟通关系，争取其信任和配合，在此基础上与当事人协作解决其心理问题；

表达性原则：心理工作者应尊重并鼓励当事人，在合理的时间用正确的方式将自己内心的情感进行表达；

重视社会支持原则：应充分调动和发挥社会支持系统（家庭、学校和社区等）的作用，鼓励当事人多与家人、朋友等接触和联系，减少孤独感；

个性化原则：应根据当事人不同的个性特征，分阶段制定合理的方案进行处理。

2. 心理应激预防的策略

（1）树立理性认知

在面对形形色色的心理应激源时，个体对应激环境产生合理认知是排除压力的首要办法。在面对应激源时，个体首先要确定自身存在的不合理观念，结合当下面临的情况，对自己的能力和目标进行理性认知，为面对应激环境建立自信。

（2）保持良好情绪

情绪是个体对应激刺激的内心体验，是表达和反映个体内心的窗口。首先，要学会妥善处理心理冲突，经常保持希望和乐观。其次，当面对应激威胁时，冷静理智地把控态势、分析应激源、考虑后果影响。

（3）加强社会支持

良好的人际关系和社会支持是增强抗应激能力的有力支持。加强社会支持有助于军人获得更多心理能量和资源。经常和朋友、亲人保持联系有助于个体获得社会性支持，降低脆弱感，增强对社会的归属感。

（4）适当缓解压力

适当的放松有助于个体的应激水平得到缓解，简单的放松方式，如呼吸放松、正念放松等方式，都可以帮助个体释放多余的心理能量，减轻心理负荷。

（5）定期心理保健

在心理应激预防工作中，定期的心理状况筛查、日常心理健康维护和重大事件下的心理干预培训工作是军队心理健康工作不可或缺的一环。专业的定期心理筛查有助于把握个体的心理状况，为创伤事件发生后的心理干预工作进行参考和方向。而日常心理健康维护则有助于维护个体心理健康，以一种健康良好的心态面对生活。

（三）心理应激救治规范

1. 突发事件后 24~72 小时的心理干预

在重大事件发生 72 小时内，个体心理问题大多以潜在的方式存在，如反应麻木、高警觉、自责或内疚、无真实感等，这时需要及时识别，给予其强烈的安全感和安心感。

2. 突发事件后 1~2 周的心理干预

在重大事件发生后的 1~2 周内，个体的心理问题逐渐暴露，出现恐惧、悲伤、焦虑、怀疑、烦躁、绝望等消极情绪，并且伴有疲倦、失眠、身体发抖、呼吸困难、回避、退缩等行为反应。此时需要对情绪、认知、行为与生理四个方面进行心理评估，确定其应激严重程度，并分层进行专业心理干预。

3. 突发事件后 3~4 周的心理干预

在重大事件发生后的 3~4 周内，个体在努力利用各种资源寻求心理平衡，恢复认知功能，但依旧不排除会存在不安、害怕、罪恶感等情绪问题。此时需要在之前心理干预工作基础上进行个体心理评估，并对高风险人群进行长期心理干预计划或转诊。

（四）心理应激反应评估

心理应激状态的评估对于心理应激预防工作是不可或缺的一环。一般日常心理筛查量表主要有症状自评量表（SCL-90）、抑郁自评量表（SDS）、焦虑自评量表（SAS）等。对心理应激反应的筛查可以使用军人心理应激自评量表（PSET）、应对方式评定量表（CSQ）等量表。

在对心理应激反应进行评估时，需在专业人员指导下使用恰当量表对个体近期的情绪、行为反应、认知等情况进行筛查。但是个体的心理应激反应为一个集心理、生理、行为反应等的综合过程，所以量表评估结果只是提供一个参考，具体症状评估还需要专业心理工作者综合其他方面进行诊断。

参考文献

[1] 吴进，李春宝等 . 我军军事训练伤流行病学研究综述 [J]. 解放军医学院学报，2020,41(12)：1236-1239+1246.

[2] 郑静晨 . 突发公共事件现场心理干预规范 [M]. 北京：人民卫生出版社 . 2019.

[3] 靳昕 . 军人心理应激的影响及应对策略 [J]. 心理医生 ,2016,22(27)：281-282.